MEIN LEBEN IN BALANCE

BEACH BODY

IN 4 WOCHEN ZUR BIKINIFIGUR

AUS DEM FRANZÖSISCHEN VON KATJA HALD

ILLUSTRATIONEN VON ISABELLE MAROGER
UND AUDREY BUSSI

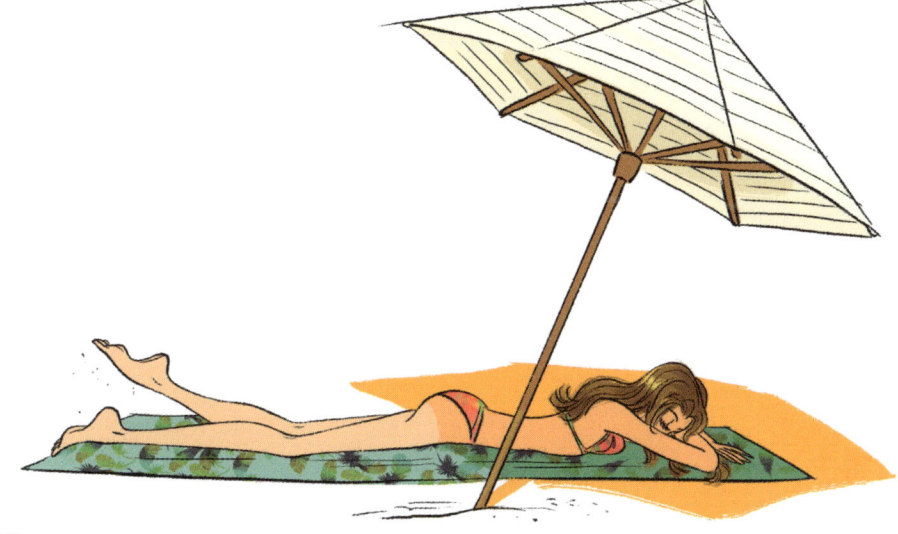

L•E•O

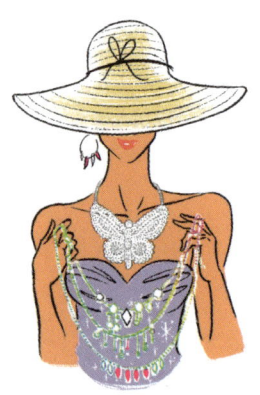

Inhalt

Topfigur bis zum Sommer!. 3

Test: Welches Beach-Girl schlummert in mir? 4

Persönliche Bestandsaufnahme 6

Kapitel 1
Her mit dem schlanken, durchtrainierten Beach Body!. 8

Kapitel 2
Meine Sommerdiät 36

Kapitel 3
Die perfekte Pflege für meinen Beach Body! 54

Kapitel 4
Die Beach-Body-Challenge 67

Ziehen Sie Bilanz! 92

Anhang. 94

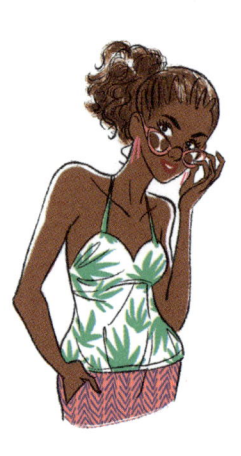

Topfigur bis zum Sommer!

Jedes Jahr, wenn der Sommer und damit die Bikinizeit langsam näher rücken, stellen die meisten Frauen plötzlich mit Entsetzen fest, dass Körper und Geist über den Winter ein wenig träge geworden sind. Die Haut ist blass, der Bauch etwas rundlicher, der Po nicht mehr ganz so fest … Irgendwann im Verlauf der kalten Jahreszeit, als wir uns unter mehreren Schichten Stoff verstecken konnten, haben wir uns angewöhnt, körperlichen Anstrengungen aus dem Weg zu gehen. Kein Wunder, wenn wir uns an den ersten warmen Sonnentagen, für die das leichte, enge Shirt und die knappen Shorts ideal wären, vor dem Spiegel ziemlich unwohl fühlen! Plötzlich lassen sich die Röllchen nicht mehr verbergen und frustriert werden die Lieblingsklamotten zurück in den Schrank gelegt …

Aber wer sagt, dass das auch in diesem Jahr so sein muss? Was hält Sie davon ab, sich rechtzeitig für den Sommer fit zu machen und sich dann nicht nur am Strand, sondern das ganze Jahr hindurch, schön und in Form zu fühlen? Was spricht dagegen, Sport zu treiben – nicht gezwungenermaßen, sondern weil Sie tatsächlich Lust dazu haben? Warum verwöhnen Sie sich nicht einfach ein wenig und sorgen dafür, dass Sie sich in Ihrer Haut wieder richtig wohlfühlen? Einen perfekten Beach Body bekommt man natürlich nicht, ohne ein wenig an sich zu arbeiten, aber der Einsatz lohnt sich! Warum? Weil Sie auch nach Ihrem Programm einen gesunden und aktiven Lebensstil beibehalten und diesen in vollen Zügen genießen werden! Und glau-

ben Sie mir, sich im Bikini wohlzufühlen, ist unbezahlbar.

In diesem Buch begleite ich Sie ab dem Frühling durch die Sommersaison, zeige Ihnen Fitnessübungen, kläre Sie über eine gesunde Ernährung auf und verrate Ihnen die besten Tricks, wie Sie Ihre Figur optimieren können. Sie möchten dieses Jahr mit einem umwerfenden Beach Body in den Sommer starten? Und Ihre Bikinifigur auch für den Rest des Jahres behalten? Dann lassen Sie uns anfangen, denn falls Sie nicht als Fit-Girl geboren wurden, können Sie immer noch eines werden!

Test.
Welches Beach-Girl schlummert in mir?

Es gibt Frauen, die sind die geborenen Sirenen. Sie steigen stets perfekt gestylt aus den Fluten und schlendern über den heißen Sand wie Topmodels. Die Mehrzahl der Frauen gehört eher zu der Kategorie, die sich ständig das Bikinihöschen zurecht zieht, auf Kieseln und Muschelschalen wie auf Eiern geht und sich mit ihren kleinen Röllchen am Strand sichtlich unwohl fühlt. Wie ist das bei Ihnen? Ist der Sommer Ihre Jahreszeit? Sind Sie ein echtes Beach-Girl? Machen Sie den Test!

1. Welche Jahreszeit ist Ihnen die liebste?
- ◆ Sommer.
- ● Frühling / Herbst.
- ▲ Winter.

2. Bei Badekleidung tendieren Sie zu einem …
- ● Bikini.
- ◆ Tanga mit knappem Oberteil.
- ▲ Badeanzug.

3. Sport und Fitness machen Sie am liebsten …
- ▲ zu Hause, zum Beispiel mithilfe von YouTube-Videos.
- ◆ in der Sporthalle, weil ich die Atmosphäre dort liebe und vor Energie überschäume.
- ● in Ruhe im Freien, zum Beispiel Radfahren, Laufen, etc.

4. Was für ein Verhältnis haben Sie zu Ihrem Körper?
- ● Ich hätte ihn gerne straffer und besser in Form.
- ◆ Ich bin mit meinem Körper zufrieden, tue aber auch täglich etwas dafür.
- ▲ Ich fühle mich nicht wohl in meiner Haut, bin aber bereit, etwas dagegen zu tun.

5. Was tragen Sie beim Sport?
- ◆ Ich fühle mich nur in Sporttop und Leggings perfekt ausgestattet.
- ● T-Shirt und Shorts oder Jogginghose müssen schon sein.
- ▲ Ein Pyjama tut's für mich auch!

6. Wie schätzen Sie Ihre Ernährung ein?
- ● Ich esse überwiegend gesund, aber nur, worauf ich Lust habe.
- ▲ Ich esse alles und genieße es!
- ◆ Ich ernähre mich jeden Tag möglichst ausgewogen.

7. Sie haben sich für dieses Buch entschieden …
- ● als Begleitung für mein Fitnesstraining.
- ◆ wegen der Schönheits- und Fitnesstipps.
- ▲ weil ich fest vorhabe, etwas an meinem Aussehen zu ändern.

8. Was machen Sie am Strand am liebsten?
- ● Schwimmen und lesen.
- ▲ Muscheln sammeln und spazierengehen.
- ◆ Sonnenbaden, mit Freundinnen quatschen und nach hübschen Jungs Ausschau halten.

9. Ihr Stil, was Kleidung anbelangt, ist …

◆ modisch und entspricht immer dem neusten Look. Ich kann zum Glück alles tragen!

▲ praktisch und bequem. Mode? Na ja …

● zwar modisch, aber ich weiß nicht immer so genau, wie ich meine Vorzüge am besten zur Geltung bringe oder ein umwerfendes Outfit zusammenstelle.

10. Ihr Ziel für nach dem Sommer ist es, …

◆ mir meine Bräune und mein gutes Aussehen so lange wie möglich zu erhalten.

● ein paar Pfunde weniger zu haben und wieder in Form zu sein!

▲ gut erholt und mit schönen Erinnerungen wieder in den Arbeitsalltag zu starten.

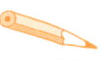 **Zählen Sie Ihre Punkte!**

◆	●	▲
	5	5

Überwiegend ◆: *Sie sind ein Beach-Girl durch und durch!*
Sie lieben den Sommer und fühlen sich rundum wohl in Ihrer Haut! Es gibt für Sie nichts Schöneres, als mit einem fruchtigen Cocktail in der Hand im Bikini am Strand zu liegen, wo sich Ihre Ambitionen darauf beschränken, sich eine sexy Sonnenbräune zu holen und noch attraktiver zu werden! Auch wenn Sie nicht unbedingt abnehmen möchten, finden Sie in diesem Heft unzählige Tipps, wie Sie einen straffen Körper behalten und ihn bestmöglich pflegen können. Sie erhalten neue und gesunde Rezepte zum Ausprobieren und können mit der Beach-Body-Challenge Ihren beneidenswerten Körperformen noch den letzten Schliff geben.

Überwiegend ●: *Sie fühlen sich leicht bekleidet oft unwohl.*
Sie sind ein Fan von kaschierenden Hüfttüchern und Tankinis, denn sie fühlen sich am Strand nicht hundertprozentig wohl in Ihrer Haut. Daher ist der Frühling der ideale Zeitpunkt für Sie, sich einen Ruck zu geben, mit Sport anzufangen und sich leichter und gesünder zu ernähren. Mit dem in diesem Heft vorgeschlagenen Programm kommen Sie wieder in Form und straffen Ihren Körper ganz ohne Druck. Sie werden sehen, dieses Jahr werden Sie den Strand wie eine Göttin entlangschreiten!

Überwiegend ▲: *Der Sommer ist wirklich nicht Ihre Jahreszeit.*
Obwohl Sie schönes Wetter und milde Temperaturen genießen, tragen Sie nur ungern leichte Kleidung und würden am Strand nie einen Bikini anziehen. Sie fühlen sich einfach nicht besonders wohl in Ihrem Körper, weshalb Sie ihn auch etwas stiefmütterlich behandeln und gerne verstecken. Wie wäre es, wenn Sie Ihre Energie ab jetzt darauf verwenden, etwas zu tun, damit er mehr Ihren Wunschvorstellungen entspricht? Dazu werden Sie zwar ein wenig Geduld und Selbstdisziplin brauchen, aber im Kampf gegen die Rundungen an den falschen Stellen werde ich Ihnen in diesem Buch eine treue Verbündete sein. Sie werden sehen, sobald Sie Sport treiben und sich gesund ernähren, werden Sie sich wohler fühlen und sogar Gefallen an der Sache finden!

Wie sieht mein Status quo aus?

Meine Maße vorher

Es ist so weit. Sind Sie bereit, sich ins Abenteuer Bikinifigur zu stürzen? Stehen Sie schon in den Startlöchern, um zum Fitness-Shopping zu spurten? Sind Sie fest entschlossen, Gummibärchen und Schokokeksen abzuschwören? Dann nehmen Sie, bevor es losgeht, noch einmal Maß und machen Sie ein paar Fotos von sich. Sie werden von den Resultaten, die schon nach einem Monat sichtbar sind – und auch von den Veränderungen in Ihrem Leben – begeistert sein!

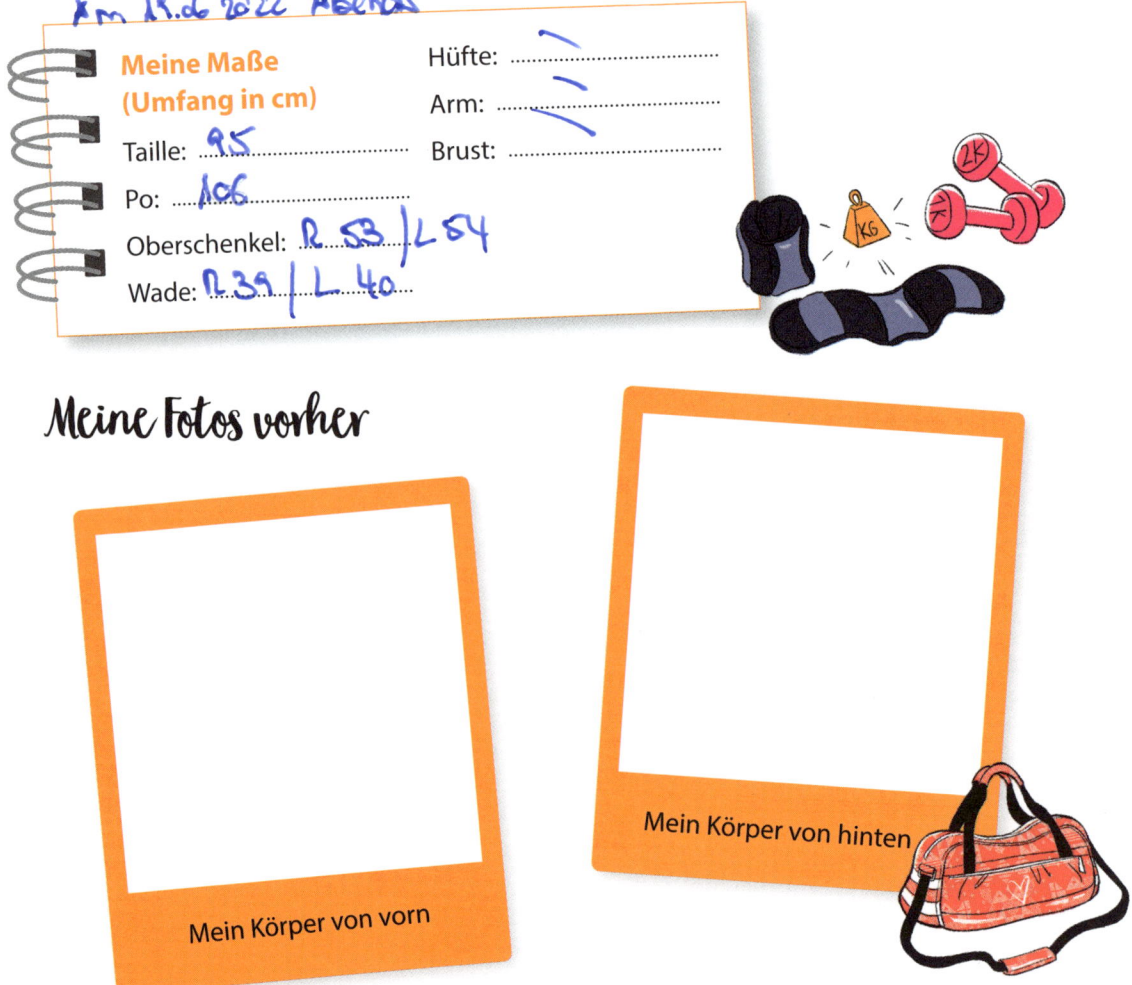

Am 15.06.2022 Abends

Meine Maße (Umfang in cm)

Taille: 95

Po: 106

Oberschenkel: R 53 / L 54

Wade: R 39 / L 40

Hüfte: ....

Arm: ....

Brust: ....

Meine Fotos vorher

Mein Körper von vorn

Mein Körper von hinten

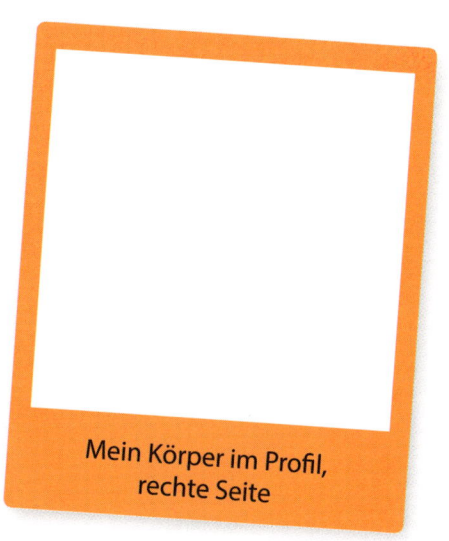

Mein Körper im Profil, rechte Seite

Mein Körper im Profil, linke Seite

Sie würden sich lieber auf die Waage stellen, um Ihre Fortschritte zu überprüfen? Vergessen Sie 's. Muskeln sind schwerer als Fett. Das heißt, wenn Sie Fett verbrennen und dafür Muskeln aufbauen, verlieren Sie eventuell nicht ein Gramm an Gewicht! Dennoch werden Sie schlanker, Ihre Cellulite schwindet und Ihr Körper wird kräftiger und straffer. Maßband und Fotos sind daher immer die besseren Kontrollmittel.

Meine Ziele

Meine Ernährung ist …
- ☐ überwiegend ausgewogen.
- ☐ ein wenig zu genussvoll.
- ☒ eher schlecht.

Ich bin der dynamische Typ.
☐ Ja ☐ Nein *Ja-ein*

Meine Stärken (was ich an meinem Körper mag):

Augen, Füße, Hände

Meine Schwächen (was ich an meinem Körper verbessern möchte):

Gewicht verlieren | Festigkeit

Meine schlechten Angewohnheiten
(Zum Beispiel: Ich mag keinen Sport, sitze viel oder esse gerne):

Lese zuviel, bewegen nur spazieren gehen mit Hund

Meine Ziele:
- ☒ eine bessere Figur
- ☒ den Körper in Form bringen
- ☒ ein kräftigerer Körper
- ☒ abnehmen
- ☒ Cellulite loswerden

Betrachten Sie die Ratschläge in diesem Buch als Anleitung für einen Neustart! Also nicht als Regeln, die Sie nur vier Wochen lang einhalten müssen, sondern als Vorbereitung auf einen neuen und dauerhaften Lebensstil. Keine Sorge, Sie gewöhnen sich schneller daran, als Sie es sich gerade vorstellen können!

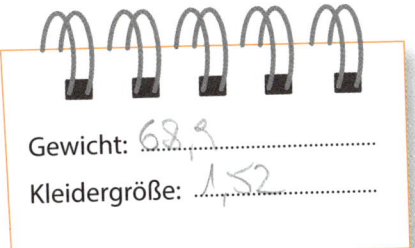

Gewicht: *68,3*
Kleidergröße: *1,52*

KAPITEL 1

Her mit dem schlanken, durch-trainierten Beach Body!

Wer sich für den Sommer in Form bringen und wieder mehr bewegen will, weiß oft nicht, welche Sportart dafür am geeignetsten ist. Viele entscheiden sich für Radfahren, weil dazu keine besondere Ausrüstung nötig ist (fast jeder hat schließlich ein Fahrrad in Garage oder Fahrradkeller stehen) oder für Joggen, für das es zwar unbedingt anständige Lauf-schuhe braucht, das aber nicht viel Erfahrung erfordert. Alles in allem ist ein Sport wie Fitnesstraining, der die gesamte Musku-latur kräftigt, aber die bessere Wahl. Denn wer ausschließlich Ausdauersport betreibt, verbessert dadurch zwar seine Atmung und kräftigt Beine und Po (und reduziert seine Oberweite!), aber es werden eben nur ganz bestimmte Körperteile trainiert, was für ein ganzheitliches Beach-Body-Shaping nicht das Richtige ist. Das Programm in diesem Buch sorgt hingegen für eine Kräftigung der gesam-ten Muskulatur – die beste Voraussetzung für einen super Abnehm- und Straffungseffekt.

Fitnessziel Nr. 1:
Ich trainiere für die optimale Bikinifigur!

Fitnesstraining ist ein schneller, effektiver und ganz-heitlicher Sport, der, wenn er richtig ausgeübt wird, die gesamte Körpermuskulatur mit einbezieht. Das Geheimrezept ist, dass tatsächlich alle Muskeln trainiert werden, selbst jene, von deren Existenz oder Funktion Sie nicht einmal etwas ahnen, wie beispielsweise Teile Ihrer Rücken-, Brust- oder hinteren Beinmuskulatur. Abnehmen ist eine Sache, letztendlich sind es aber Ihre Haltung und ein harmonischer und wohlgeformter Körper, die Ihnen das Aussehen einer Göttin verleihen. Ein ganzheitliches Körpertraining ist also aus drei Grün-den empfehlenswert:

Fitnesstraining sorgt für eine harmonische Figur

Wer sich eine wohl proportionierte Figur wünscht, muss den Körper vom Kopf bis zu den Zehen trainieren. Im Allgemeinen konzentriert man sich auf Bauchmuskulatur, Beine und manchmal noch den Po und vernachlässigt den Rest. Dabei sind hübsche, definierte Arme ein echter Hingucker. Muskulöse Schultern verleihen ein dynamisches und athletisches Aussehen und ein kräftiger Rücken sorgt automatisch für eine attraktive Kopfhaltung, kurz, für mehr Klasse und Weiblichkeit!

Fitnesstraining unterstützt Sie bei Ihren Workouts

Ein kräftiger Rücken verhindert beispielsweise Schmerzen und Muskelkater nach den Squats, und mit gut trainierten Schultern hält man bei Bauchmuskelübungen länger durch. Da bei Fitnessübungen immer mehr als nur ein Muskel involviert ist, müssen auch die sekundären Muskeln trainiert werden. Nur so können Sie die Bewegungen korrekt, effektiv und ohne Verletzungsgefahr ausführen – und kommen schneller ans Ziel!

Mit Fitnesstraining nehmen Sie leichter ab

Je muskulöser Ihr Körper ist, umso mehr Energie verbrennt er im Ruhezustand. Das liegt daran, dass sich Ihre basale Stoffwechselrate erhöht (siehe Seite 11). Sie nehmen also automatisch mehr ab, ohne dafür weniger zu essen oder mehr zu trainieren. Muskulöse Schultern, Arme und ein kräftiger Rücken tragen indirekt zu schlankeren Beinen und dem Verschwinden der Rettungsringe an den Hüften bei. Das Prinzip ist klar: Wer einen knackigen Hintern, hübsche, schlanke Beine und einen superflachen Bauch will, kommt nicht umhin, auch Rücken, Schultern und Arme zu trainieren. So einfach ist das – und viel effektiver als stundenlanges Bauchmuskeltraining.

Ich will auf keinen Fall ein Muskelprotz werden!
Keine Sorge! Frauen können schon von Natur aus nicht so viel Muskelmasse aufbauen wie Männer, weil sie im Schnitt zehnmal weniger Testosteron, ein Hormon, das für die Entwicklung von Muskeln benötigt wird, produzieren (und dafür sehr viel mehr Östrogen). Selbst wenn Sie also mehrmals die Woche trainieren, gehen Sie kein Risiko ein, zum Muskelpaket zu werden. Das ist biologisch unmöglich. Stattdessen wird Ihr Körper straffer, wohlgeformter und athletischer.

Fitnessziel Nr. 2:
Ich werde meine Cellulite los!

Ein weiterer, ebenfalls nicht zu verachtender Vorteil: Fitnesstraining ist eines der besten Mittel gegen Cellulite und andere Formen von Orangenhaut. Obwohl Cellulite eine ganz normale Nebenerscheinung der Hormonproduktion ist, kann man gegen sie vorgehen. Sie möchten wissen wie? Meine Geheimwaffe sind Fitness und Muskelaufbau (in Kombination mit ein wenig Herz-Kreislauf-Training). Diese Kombination erfordert einiges an Anstrengung, kräftigt die Muskeln und verbrennt viel Energie und eingelagertes Fett. Wenn Sie zu Beginn des Sommers nicht nur schlanke, sondern auch glatte Beine zeigen wollen, gibt es nichts Besseres!

Fitnessziel Nr. 3:
Ich nehme schnell ab!

Ein weiterer Vorteil des Fitnesstrainings: Bei nur geringem Zeitaufwand ist es sehr effektiv. Es ist gar nicht nötig, komplette Abende im Fitnessstudio zu verbringen. Schon wenn Sie drei- bis viermal die Woche circa eine Stunde trainieren, erzielen Sie vorzeigbare Resultate. Auf den ersten Blick mag auch das viel erscheinen, aber wenn Sie langsam anfangen und sich von einer auf drei bis vier Stunden die Woche steigern, werden Sie sich an die Anstrengung gewöhnen und Ihr Körper wird nach einiger Zeit sogar danach verlangen. Die Workouts werden Ihnen Spaß machen und Sie werden geradezu süchtig danach sein! Sich hinterher mit ungesundem Süßkram vollzustopfen, wird Ihnen gar nicht in den Sinn kommen!

Fitnessziel Nr. 4:
Ich fühle mich wohler in meiner Haut!

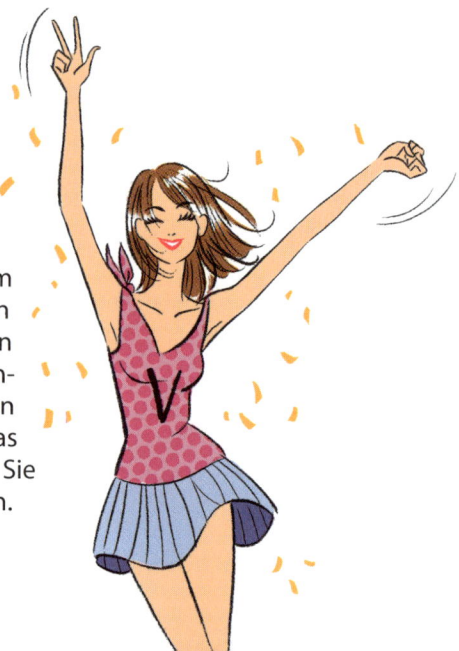

Sie werden von dem neuen und energiegeladenen Körpergefühl, das einem das Training gibt, begeistert sein! Indem Sie sich einer Herausforderung stellen und diese auch meistern, gewinnen Sie mehr Selbstvertrauen und Sicherheit und entwickeln ein anderes Verhältnis zu Ihrem Körper. Sie werden sich in dem Maße, in dem Sie auf Ihren Körper hören, auch auf ihn verlassen können und mit ihm in Einklang sein. Kurz, Sie werden sich in Ihrer Haut wohler fühlen und das wird Ihnen zu mehr Präsenz und einem besseren Aussehen verhelfen. Ganz zu schweigen davon, dass Sie das Training unabhängiger macht, denn schon bald werden Sie Ihre Einkäufe problemlos alleine nach Hause tragen können.

So verbrenne ich Kalorien!

Die Behauptung, wer abnehmen möchte, muss sich einfach nur bewegen (und am Anfang eventuell auch ein kleines bisschen leiden) überzeugt Sie immer noch nicht? Sie glauben, das einzig Wahre sei eine Diät? Stopp! Auch wenn Ihnen nach dem ersten Workout (bevor das Ganze zu einer echten Sucht wird) vielleicht die Oberschenkel brennen, ist Bewegung sehr viel effektiver. Fitnesstraining schlägt, was das Verhältnis von Anstrengung und Kalorienverbrauch angeht, eine Diät um Längen, was an einer Steigerung der sogenannten basalen Stoffwechselrate liegt.

Die basale Stoffwechselrate – was ist das?

Die basale Stoffwechselrate, man spricht auch vom Grundumsatz, gibt an, welche Energiemenge der Körper tagsüber bei völliger Ruhe zur Aufrechterhaltung seiner Vitalfunktionen wie die des Herzens, des Gehirns oder der Lungen benötigt. Sie hängt von zahlreichen Parametern wie Geschlecht, Alter und Gewicht ab und wird mit zunehmendem Alter in der Regel niedriger.

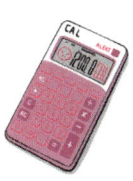

Berechnen Sie Ihre basale Stoffwechselrate
Die aktuelle Formel für die basale Stoffwechselrate einer Frau ist:

655,1 + (9,6 × Gewicht in kg: ......) + (1,9 × Taillenumfang in cm: ......)

+ (4,7 × Alter in Jahren: ......)

Ich habe einen Grundumsatz von .... kcal/Tag.

Die Zahl gibt an, wie viele Kalorien Ihr Körper am Tag zum Leben mindestens braucht. Um keine Mangelerscheinungen zu riskieren oder Ihren Körper unnötigen Gefahren auszusetzen, sollten Sie niemals weniger Kalorien als Ihren Grundumsatz zu sich nehmen.

Wozu Muskeln aufbauen?

Muskeltraining erhöht die basale Stoffwechselrate, weil Muskeln für ihren Erhalt deutlich mehr Energie benötigen als Fett. Das heißt, ein muskulöser Körper verbraucht selbst im Ruhezustand mehr Energie (Kalorien). Mit Fitnesstraining erhöhen Sie Ihren Grundumsatz während der Übungen um 20 bis 40 Prozent und im Ruhezustand um bis zu 20 Prozent! Das bedeutet, mit einer regelmäßigen körperlichen Betätigung nehmen Sie sehr viel schneller ab als bei einer Diät … selbst dann, wenn Sie gerade nichts tun. Besser geht's nicht, oder?

Und was ist mit Ausdauersport ...?

Fitnesstraining beinhaltet stets verschiedene Übungstypen, von denen die meisten dazu dienen, den Körper zu stärken, zu straffen und Muskulatur aufzubauen. Andere Bewegungsarten, wie Cardiotraining fordern in erster Linie das Herz-Kreislauf-System und bringen so den Organismus in Schwung. Das Ideale für Frauen, die an ihrer Figur arbeiten möchten, ist daher Muskeltraining, wobei auch das Cardiotraining nicht ganz vernachlässigt werden sollte. Am besten denken Sie sich ein paar spezielle Trainingseinheiten aus, die beides kombinieren, oder üben zusätzlich einen reinen Ausdauersport aus. Beides zusammen ist die perfekte Kombination, um schnell und dauerhaft abzunehmen!

Was genau ist Cardio?

Wahrscheinlich wissen Sie bereits, dass es verschiedene Typen von Cardiotraining gibt: zum einen Cardio von hoher Intensität, man spricht auch von HIIT *(High Intensity Interval Training),* und zum anderen das sogenannte LISS *(Low Intensity Steady State),* ein weniger intensives Cardio. Beide Trainingstypen dienen der Kräftigung des Herzens (bei dem es sich letztendlich ja um nichts anderes als einen Muskel handelt). Im Allgemeinen wird Cardiotraining mit Ausdauersportarten in Verbindung gebracht, es gibt aber auch noch andere Varianten.

HIIT

Wie der englische Name schon sagt, handelt es sich bei HIIT um ein intensives Training, das in regelmäßigen Abständen mit Pausen zur Regenerierung durchgeführt wird. Aufgrund der großen Anstrengung dürfen HIIT-Übungseinheiten nicht zu lang sein und dauern selten länger als 20 Minuten. Dieser Trainingstyp hat den großen Vorteil, den Grundumsatz auch noch lange nach Beendigung der Übungen zu steigern, und ist daher besonders interessant, wenn man auch in Ruhephasen Energie verbrennen und Fett verlieren möchte. Ein weiterer nicht unwesentlicher Vorteil von HIIT: Es ist nicht zeitaufwendig und so unkompliziert, dass man es immer und überall praktizieren kann. Eine Trainingseinheit besteht in der Regel aus Seilspringen, Sprints, Stepper-Übungen, Sprüngen oder ähnlichem.

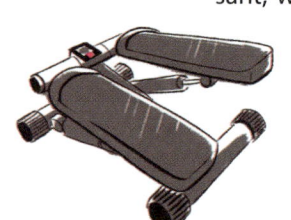

LISS

LISS ist eine weniger intensive Form des Trainings, beansprucht aber mehr Zeit. Das Prinzip ist, die Anstrengung während der gesamten Zeit, in der eine Bewegung ausgeführt wird, konstant zu halten. Ein LISS-Training kann beispielsweise aus 45 Minuten bis 1 Stunde Laufen oder Radfahren bestehen. Es verbrennt während der aktiven Phase viel Energie, im Ruhezustand allerdings deutlich weniger als HIIT.

Messen Sie Ihre Herzfrequenz

Für ein effektives Cardiotraining sollte Ihre Herzfrequenz bei ungefähr 60 Prozent Ihrer maximalen Herzfrequenz liegen. Greifen Sie zum Taschenrechner!

220 - .... (Alter in Jahren) = ... (maximale Herzfrequenz in Schlägen pro Minute)

Das bedeutet, Ihre Herzfrequenz sollte während des Cardiotrainings ungefähr bei folgendem Wert liegen:
.... (maximale Herzfrequenz) × 0,4
= .... Schlägen pro Minute

> Beim Muskeltraining ist der Energieverbrauch während der Übungen zwar geringer als beim Cardiotraining, dafür ist die Wirkung von größerer Dauer. Eine optimale Fettverbrennung erreichen Sie, indem Sie in Ihren Workouts Cardio- und Muskeltraining kombinieren.

HIIT oder LISS?

Beides! Um vom Cardiotraining optimal zu profitieren, sollten Sie beide Trainingstypen im Laufe einer Woche oder eines Monats kombinieren. So können Sie beispielsweise zweimal die Woche ein HIIT- und am Wochenende ein LISS-Training einlegen.

Und wie verbessere ich dadurch meine Figur?

Der Energieverbrauch beim Sport trägt dazu bei, den Fettanteil im Körper nach und nach zu reduzieren. Und was Energieverbrauch und damit Fettverbrennung angeht, ist Cardiotraining absolute Spitze! Verbinden Sie das Training zudem mit einer ausgewogenen und vielseitigen Ernährung, tun Sie tatsächlich Ihr Möglichstes, um Ihren Körper in Form zu bringen. Dennoch können Sie sich nicht aussuchen, welche Körperteile Sie gerne schlanker hätten und welche nicht (und das gilt leider für jede Sportart). Der Gewichtsverlust wird sich überall bemerkbar machen. Aber da Sie im Gegenzug Muskeln aufbauen, erzielen Sie damit dennoch das optimale Ergebnis.

Wie organisiere ich meine Cardioeinheiten?

Besser vor oder nach dem Essen trainieren?

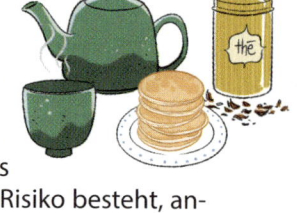

Manche Experten empfehlen Cardiotraining morgens mit leerem Magen, da so der Körper gezwungen wird, seine Energie anstelle aus dem Blutzucker (der nach einer Nacht ohne Nahrungszufuhr bei null liegt) aus dem Körperfett zu ziehen. Verschiedene Studien belegen jedoch, dass es letztendlich kaum einen Unterschied macht und dabei ein tatsächliches Risiko besteht, anstelle von Fett Muskelmasse zu verlieren. Daher empfehle ich, das Cardiotraining im Verlauf des Tages, vormittags oder nachmittags, etwa 1 Stunde nach einer leichten Mahlzeit durchzuführen. Menschen, die etwas empfindlicher sind, vermeiden dadurch »Durchhänger« oder Heißhungerattacken.

> Obwohl es wichtig ist, vor sportlichen Aktivitäten etwas im Magen zu haben, sollten Sie nicht einfach irgendetwas essen, insbesondere wenn Sie morgens Joggen gehen. Achten Sie auf ein ausgewogenes Frühstück, das Kohlenhydrate mit niedrigem glykämischem Index, Proteine und gute Fette enthält (Rezepte siehe Seite 46–47). Essen Sie nur so viel, dass Sie ausreichend Energie haben, sich aber nicht vollgestopft fühlen.

Wann im Verlauf der Woche trainieren?

Da Ausdauertraining sehr kräftezehrend ist, rate ich Ihnen – insbesondere als Anfängerin – an den Tagen zu Cardio, an denen Sie kein Muskeltraining machen. Falls Sie mehrmals die Woche Fitnesstraining planen, sparen Sie sich das reine Cardiotraining am besten fürs Wochenende auf. Achten Sie dennoch darauf, pro Woche zwei Ruhetage einzulegen und nicht mehr als zwei oder drei Trainingseinheiten in Folge durchzuführen. Ihr Körper braucht Zeit, um sich zu erholen.

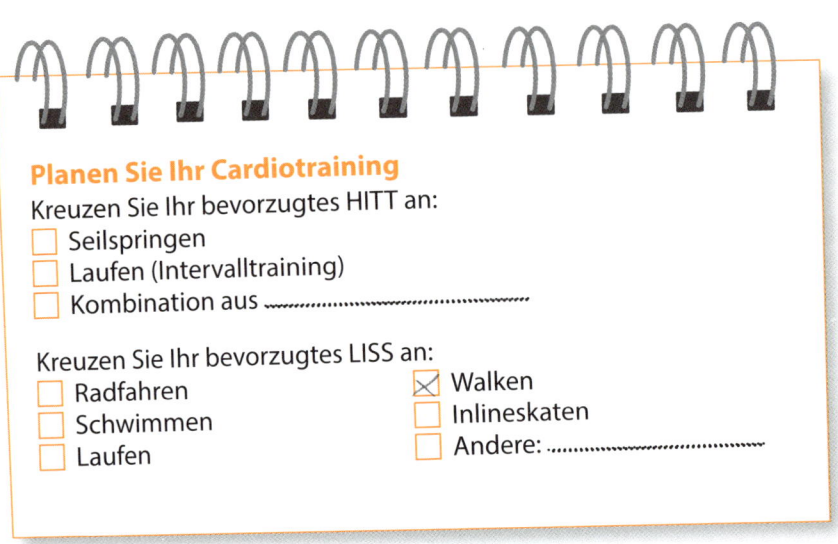

Planen Sie Ihr Cardiotraining

Kreuzen Sie Ihr bevorzugtes HITT an:
- [ ] Seilspringen
- [ ] Laufen (Intervalltraining)
- [ ] Kombination aus ....

Kreuzen Sie Ihr bevorzugtes LISS an:
- [ ] Radfahren
- [ ] Schwimmen
- [ ] Laufen
- [x] Walken
- [ ] Inlineskaten
- [ ] Andere: ....

Fallen, die ich geschickt umgehe

Bevor Sie sich ins Training stürzen, hier noch ein paar typische Fehler, die Sie vermeiden sollten.

1. Ungeduld

10 Kilo und 5 cm Poumfang verliert man nicht in einem Monat. Daher ist es auch sinnlos, sich jeden Tag auf die Waage zu stellen. Dadurch verlieren Sie höchstens Ihre Motivation!

2. Zu häufiges Training

Wenn Sie zu oft trainieren, werden Sie keine schnelleren Fortschritte machen, sondern kommen womöglich sogar langsamer ans Ziel. Das gilt insbesondere für Squat-Challenges, bei denen beispielsweise 30 Tage lang täglich dieselbe Muskelgruppe trainiert wird. Ihre Muskeln sollten sich vor jedem Training mindestens 48 Stunden regenerieren können.

Außerdem ist ein übertriebenes Training schon seit jeher die beste Methode, sich selbst zu entmutigen. Gehen Sie das Ganze langsam an, auch wenn Sie im Moment hypermotiviert sind. Den anfänglichen Zeitrückstand werden Sie ganz schnell wieder aufholen.

3. Ungenügende Ernährung

Viele junge Frauen wundern sich, dass Sie kaum abnehmen, obwohl sie sechsmal die Woche trainieren und nebenher noch eine Diät machen. Doch wer regelmäßig Fitness betreibt und aktiv lebt, muss sich gut ernähren. Enthaltsamkeit senkt lediglich den Grundumsatz, wohingegen eine ausgewogene Ernährung mit allen Nährstoffen, die der Körper braucht, Sie mit der nötigen Energie versorgt, um sich auszupowern und Muskeln aufzubauen. Versuchen Sie nicht, weniger zu essen. Versuchen Sie, besser zu essen.

4. Das falsche Ziel verfolgen

Nicht wenige Sportanfängerinnen setzen sich allzu ambitionierte Ziele. Sie geben sich zu wenig Zeit (wollen beispielsweise 5 Kilo in einem Monat abnehmen) oder haben eine irreale Vorstellung von der idealen Figur (und wünschen sich Bauchmuskeln wie Paige Hathaway). Nichts sorgt schneller für Frust als ein unerreichbares Ziel. Sie sollten für Ihre Zielsetzung daher immer von der aktuellen Realität ausgehen. Streben Sie eine bessere Version Ihrer selbst und nicht den Körper einer anderen Frau an. Ein solches Ziel ist erreichbar und das wird Sie zusätzlich motivieren.

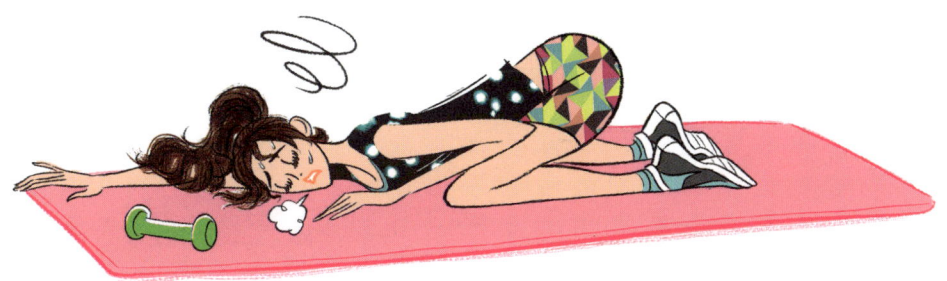

Ich treffe meine Vorbereitungen!

Ein echtes Fit-Girl braucht passende Sportkleidung aus den richtigen Materialien. Natürlich sind es letztendlich nicht die Klamotten, die den Unterschied machen – aber eine gewisse Rolle spielen sie schon. Zum Inlineskaten würden Sie sich schließlich auch nicht die alten Rollschuhe Ihrer Großtante an die Füße schnallen, oder? Und dasselbe gilt für die Fitness-Ausstattung. Auch wenn man für diesen Sport nicht allzu viel Zubehör benötigt, ist qualitativ gutes Material für die Motivation ebenso wichtig wie für ein sicheres Training.

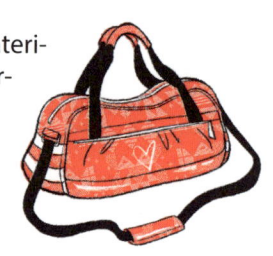

Das richtige Outfit

Egal ob Sie Ihre Workouts zu Hause oder im Studio absolvieren, das richtige Outfit ist in jedem Fall entscheidend, denn es wird Sie bei all Ihren Übungen begleiten. Passende Sportkleidung, in der man sich wohlfühlt, motiviert, sich zu bewegen.

✔ **Wenn Sie Ihre Übungen daheim machen,** entscheiden Sie sich am besten für bequeme Kleidung – beispielsweise ein enganliegendes Oberteil mit Shorts oder Leggings –, in der Sie sich gerne bewegen. Sollten Sie daran gedacht haben, im Schlafanzug zu trainieren, vergessen Sie es am besten sofort wieder. Suchen Sie sich, bevor Sie mit Ihren Workouts beginnen, in jedem Fall gut sitzende Sportkleidung, in der Sie sich gefallen und die Sie wirklich gerne tragen.

✔ **Wenn Sie im Fitnessstudio trainieren,** muss Ihnen Ihr Outfit natürlich auch gefallen, aber vor allem sollten Sie sich darin wohlfühlen. Sich ein schickes Sport-Bustier zu kaufen, wenn man sich für sein kleines Bäuchlein schämt, ist absolut sinnlos.

✔ **Wenn Sie im Freien trainieren,** muss Ihre Kleidung der Jahreszeit angepasst sein. Achten Sie darauf, sich vor Kälte zu schützen, und wählen Sie im Winter entsprechend warme, aber vor allem atmungsaktive Kleidung. In einem nassgeschwitzten T-Shirt, aus dem die Feuchtigkeit nicht entweichen kann, riskieren Sie leicht, krank zu werden.

Das Material

Wenn Sie sich nicht schon nach ein paar Minuten wie in der Sauna fühlen wollen, dann entscheiden Sie sich für ein schnell trocknendes und luftdurchlässiges Material. Ich selbst bevorzuge Materialien auf Baumwollbasis, da diese im Gegensatz zu manchen synthetischen Materialien nicht sofort zu müffeln anfangen, wenn man schwitzt. Achten Sie darauf, möglichst von Firmen zu kaufen, die auf Fitnessbekleidung spezialisiert sind. Bei den Nichtspezialisten sind die Sachen oft schlecht geschnitten oder bieten nicht genügend Halt. Und wer möchte schon riskieren, dass während des Workouts die Hose rutscht oder bei den Jump-Squats die Brüste hüpfen?

Die Schuhe

Es ist wichtig, dass Sie sich ein spezielles Paar Fitness-Turnschuhe zulegen. Auch wenn Sie Ihre Übungen auf dem Teppichboden im Wohnzimmer machen, sollten Sie das auf keinen Fall barfuß tun. Manche Übungen belasten Gelenke oder Wirbelsäule und müssen daher entsprechend abgedämpft werden. Da es eine unendlich große Auswahl an Schuhen gibt, lassen Sie sich am besten im Fachgeschäft beraten.

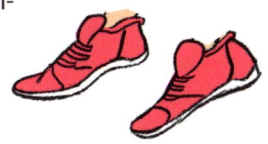

Die Fitness- oder Yogamatte

Ich empfehle Ihnen die Anschaffung einer guten Fitnessmatte, die so dick sein sollte, dass Sie es während Ihrer Bauch- oder Gesäßmuskelübungen oder auch bei einem Unterarmstütz auf jeden Fall bequem haben. Viele Übungen können Sie ohne eine Matte, die Rücken, Unterarme und Knie schützt, nicht schmerzfrei bis an Ihre Grenzen durchführen. Von einer der richtig billigen Matten, die meist nicht dicker als ein Flip-Flop sind, würde ich abraten. Es ist aber auch nicht zwingend nötig, sich eine teure Wettkampf- oder Markenmatte zu kaufen. Wichtig ist nur, dass Sie die Matte nicht zusammenklappen müssen, um bequem darauf zu liegen.

Hanteln und Gewichte

Dass diese Geräte sehr viel praktischer sind, als sich bei den Squats Wasserflaschen auf die Schultern zu legen, stellen die meisten schon nach kurzer Zeit fest. Es lohnt sich also, hier etwas Geld auszugeben. Von Hanteln mit einem festen Gewicht von 1, 2 oder 3 Kilo rate ich allerdings ab, denn sobald Sie kräftiger geworden sind, landen diese in einer Ecke, und Sie müssen sich neue kaufen. Nehmen Sie stattdessen verstellbare Hanteln, deren Gewicht mittels Scheiben variiert werden kann. Je nachdem, wie viele Scheiben Sie hinzufügen oder wegnehmen, haben die Hanteln immer das gewünschte Gewicht und Sie können sie Ihr gesamtes Training hindurch benutzen. Sobald Sie sich bei Übungen wie Squats richtig wohlfühlen, können Sie auch in eine Langhantel investieren. Gewichtsmanschetten (kleine Gewichte, die man an Fuß- oder Handgelenken befestigt) sind sehr praktisch, um beispielsweise die Gesäßmuskeln zu trainieren.

Wie plane ich am geschicktesten meine Trainingseinheiten?

Und schon geht es in die letzte Runde Ihrer Vorbereitungen: in die Planung! Um sicherzustellen, dass Sie nicht nur durchhalten, sondern auch lange genug Pause machen, ist es wichtig, das Training gut zu planen und fest in Ihren Terminkalender zu integrieren. Genauso wichtig ist allerdings, dass der Zeitplan auch für Ihren Körper passt.

Wann soll ich trainieren?

Die optimale Trainingszeit

Die einen sagen, Sport treibt man am besten morgens, andere wiederum schwören auf die Abendstunden. Die einen bewegen sich lieber vor dem Essen, die anderen danach. Die Meinungen hierzu gehen so weit auseinander, dass es schwerfällt, sich zu orientieren. Wissenschaftler konnten allerdings nachweisen, dass der menschliche Körper zwischen 17 und 18 Uhr am leistungsfähigsten ist. Zu dieser Zeit sind nicht nur Kraft und Ausdauer auf ihrem Höchststand, sondern auch die Motivation. Wenn Sie sich abends also fit fühlen und Zeit haben, ist das für Ihre Workouts mit Sicherheit der geeignete Zeitpunkt. Aber auch wenn Sport abends nicht in Ihre Terminplanung passt, ist das überhaupt kein Problem: Sie können Ihr Training zu jeder beliebigen anderen Zeit absolvieren.

Die für mich passende Trainingszeit

Finden Sie heraus, wann es für Sie persönlich am günstigsten ist, zu trainieren. Entscheidend ist, dass es Ihnen Spaß macht und Sie sich ganz Ihren Übungen widmen können – Sport sollte eine Auszeit von Ihrem überbuchten Alltag sein. Wie Sie bereits wissen, zeigt dieses Programm nur dann Erfolg, wenn Sie regelmäßig trainieren und die Workouts fester Bestandteil Ihres neuen Lebens sind. Sich schon um 6 Uhr morgens vor der Arbeit oder um 10 Uhr abends noch zum Training zu zwingen, ist allerdings keine gute Idee. Entscheiden Sie sich für einen Trainingsplan, der in Ihren Alltag passt, und dann halten Sie sich daran! Aber erzwingen Sie es nicht. Starten Sie mit Ihrem Programm in einer Phase, in der Sie ohnehin überfordert sind, riskieren Sie leicht, nach zwei Wochen schon wieder aufzugeben.

> Merken Sie sich folgende Faustregel: Kein Sport direkt nach oder lange vor dem Essen. Ich persönlich halte nichts davon, Sport auf nüchternen Magen zu treiben (siehe Seite 14), aber Sie sollten auch nicht direkt nach einer Mahlzeit, wenn Sie sich noch im Verdauungsprozess befinden, trainieren.

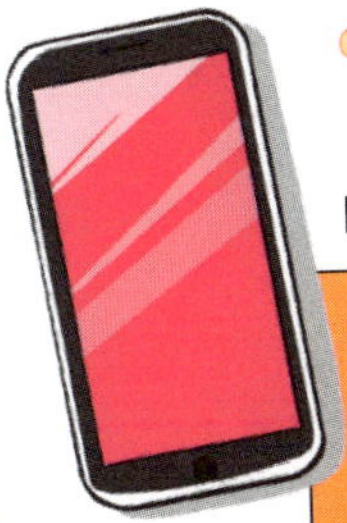

Notizen

Planen Sie Ihr Fitness- und Cardiotraining

	Montag	Dienstag	Mittwoch	Donnerstag	Freitag	Samstag	Sonntag
Fitness-training (3 Ein-heiten à 1 Stunde pro Woche)	Ja / Nein	Ja / Nein	Ja / Nein	Ja / Nein	Ja / Nein	Ja / Nein	Ja / Nein
	von .... Uhr bis .... Uhr	von .... Uhr bis .... Uhr	von .... Uhr bis .... Uhr	von .... Uhr bis ...... Uhr	von .... Uhr bis .... Uhr	von .... Uhr bis .... Uhr	von .... Uhr bis .... Uhr
Cardio-training	Ja / Nein	Ja / Nein	Ja / Nein	Ja / Nein	Ja / Nein	Ja / Nein	Ja / Nein
	von .... Uhr bis .... Uhr	von .... Uhr bis .... Uhr	von .... Uhr bis .... Uhr	von .... Uhr bis .... Uhr	von .... Uhr bis .... Uhr	von .... Uhr bis .... Uhr	von .... Uhr bis .... Uhr

Ich passe das Training meinen persönlichen Zielen an

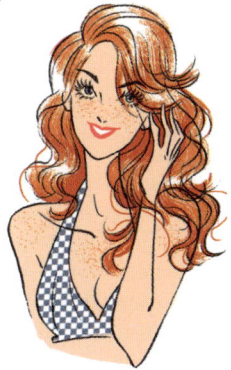

Im Gegensatz zum Sport in einer Gruppe, wo der Rhythmus und die Übungen vorgegeben sind, erlaubt Ihnen Fitnesstraining einen individuell angepassten Trainingsplan. Aber Achtung! Das bedeutet natürlich nicht, dass Sie ausschließlich Squats, Unterarmstütze oder Bauchmuskeltraining machen. Vielmehr orientieren Sie sich bei der Wahl der Übungen an Ihren persönlichen Zielen und vor allem Ihrem Leistungsniveau.

Schritt für Schritt

Wenn Sie mit dem Fitnesstraining erst anfangen, sollten Sie das ohne oder mit sehr leichten Gewichten tun, insbesondere wenn Sie alleine zu Hause trainieren. Nur mit dem eigenen Körpergewicht belastet, lernen Sie die korrekte Haltung bei den Übungen sehr viel leichter, bekommen ein besseres Körpergefühl und verletzen sich nicht. Denn eine falsche Haltung, die ohne Gewichte meist völlig harmlos ist (wie beispielsweise bei Squats), kann bei zu großer Belastung gefährlich werden, insbesondere für den Rücken. Sie befürchten, das ist nicht anstrengend genug? Dann machen Sie Ihre Übungsabfolgen ohne Gewichte einfach etwas länger. Sie werden sehen, so kommen auch Sie ins Schwitzen. Diese Methode garantiert einen sanften Trainingseinstieg und Sie werden exzellente Ergebnisse erzielen, ohne sich zu überanstrengen oder gar eine Verletzung zuzuziehen.

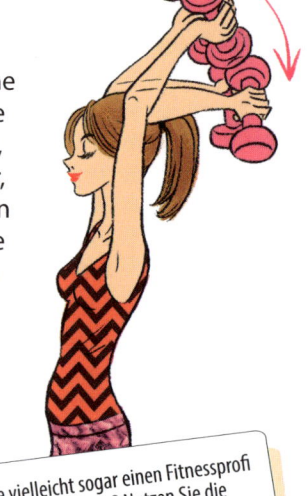

Haben Sie vielleicht sogar einen Fitnessprofi in Ihrem Bekanntenkreis? Nutzen Sie die Gelegenheit und bitten Sie ihn, Ihre Haltung zu korrigieren. Die meisten fühlen sich geschmeichelt und helfen gern.

Ich lege meine Ziele fest

Fall Sie vorhaben, sich Ihr eigenes Trainingsprogramm zusammenzustellen, rate ich Ihnen, die Trainingseinheiten in zwei Teile zu unterteilen: eine Hälfte Oberkörper und eine Hälfte Unterkörper. Trainieren Sie viermal die Woche, können Sie zwei Einheiten dem Oberkörper, also Schultern, Rücken und Armen, widmen und zwei dem Unterkörper, also Beinen und Po. Absolvieren Sie nur drei Einheiten, widmen Sie je eine Einheit dem Ober- und Unterkörper und die dritte Ihrem Schwachpunkt: Könnten die Beine noch etwas mehr Training gebrauchen, arbeiten Sie demnach zwei Einheiten am Unterkörper und eine am Oberkörper, hinken Bauch oder Rücken hinterher, machen Sie es umgekehrt. Diese Unterteilung können Sie nach einiger Zeit Ihren Zielen und Fortschritten entsprechend natürlich problemlos ändern.

Niemals auf der Stelle treten!

Sobald Sie den Eindruck haben, zu stagnieren, müssen Sie aktiv werden. Obwohl es nicht notwendig ist, Ihr Programm monatlich zu ändern, sollten Sie es, sobald Sie keinerlei körperliche Auswirkungen mehr feststellen, unbedingt variieren. Stagnation ist ein eindeutiges Zeichen, dass es Zeit ist, Übungen und Trainingsmethoden zu verändern. Kein Programm ist für immer und ewig das richtige.

So funktioniert es in diesem Buch …
Die hier vorgeschlagene Beach-Body-Challenge (siehe ab Seite 67) zielt darauf ab, den gesamten Körper gleichmäßig zu trainieren und so das bestmögliche Ergebnis zu erzielen. Möchten Sie jedoch beispielsweise vorwiegend an Armen oder Oberkörper arbeiten, können Sie natürlich jederzeit eine Einheit zusätzlich einschieben, in der Sie das trainieren, was Sie interessiert.

Bevor es losgeht: Aufwärmen!

Die letzte Etappe, bevor es dann ans Eingemachte geht, ist das Warm-up. Dehn- und Aufwärmübungen sind ein wichtiger Bestandteil jedes Trainings, den Sie auf gar keinen Fall überspringen sollten, auch dann nicht, wenn Sie wenig Zeit haben oder ein bisschen bequem sind. Direkt nach dem Training fühlen Sie sich vielleicht auch ohne Aufwärmen super, aber spätestens am nächsten Tag werden Sie steif sein wie ein Stock.

Vorteile eines guten Warm-ups

Es kann manchmal ein wenig lästig sein, seine kostbare Zeit scheinbar langweiligen Aufwärmübungen zu opfern, aber Sie werden sehen, es lohnt sich. Denn das Warm-up dient gleich mehreren Zielen:

- Indem Sie sich mit Laufen, HIIT oder einem Crosstrainer kurz warmmachen, steigern Sie Ihre Körpertemperatur und schaffen so die besten körperlichen Voraussetzungen für das Training. Die Übungen fallen Ihnen danach leichter und sind effektiver.
- Durch ein zielgerichtetes Warm-up, wie beispielsweise Squats ohne Gewichte oder Rudern auf einem Rudergerät, können Sie speziell die Beine oder den Oberkörper aufwärmen und so unliebsame Verletzungen vermeiden.
- Und zu guter Letzt stellt das Aufwärmen ganz einfach einen sanften und schonenden Übergang aus dem Ruhezustand in den Aktivzustand dar.

Wie lange soll ich mich aufwärmen?

Nicht mehr als 15 Minuten, denn es soll ja kein Cardiotraining sein. Wenn Sie zu lange beim Aufwämen bleiben, riskieren Sie, sich zu verausgaben und sind fürs eigentliche Krafttraining nicht mehr fit genug.

Warm-up-Basics

Oberkörper:
- Beginnen Sie, indem Sie den Kopf hin- und herdrehen und dann behutsam von einer Schulter zur anderen rollen.
- Greifen Sie eine Stange oder ein Handtuch, das Sie straff halten, jeweils an den Enden, strecken Sie die Arme waagerecht aus und beschreiben Sie damit kleine und große Kreise in der Luft, um Ihre Schultergelenke aufzuwärmen.
- Legen Sie sich die Stange oder das straff gehaltene Handtuch auf die Schultern, halten Sie es mit beiden Händen fest und drehen Sie den Oberkörper von rechts nach links.

Um den Unterkörper aufzuwärmen können Sie beispielsweise ein paar Minuten Radfahren auf dem Hometrainer, Treppensteigen oder Seilspringen.

Los geht's mit dem Training!

Sie sind nun mit dem Nötigsten ausgestattet, gut vorbereitet und hochmotiviert. Das heißt, es kann losgehen! Lernen Sie mithilfe der folgenden Schritt-für-Schritt-Anleitungen, wie Sie die wichtigsten Fitnessübungen korrekt ausführen. In der Body-Challenge in Kapitel 4 (siehe ab Seite 67) werden Sie diese Übungen in verschiedenen Workouts mit den entsprechenden Wiederholungsangaben wiederfinden.

Armkreisen

Stehen Sie aufrecht, die Knie leicht gebeugt und heben Sie die Arme parallel zum Boden. Beschreiben Sie mit ausgestreckten Armen kleine Kreise zuerst in die eine und dann in die andere Richtung.

Ziel: Kräftigung der Schultern für einen straffen, femininen Oberkörper.

Knieheben

Hüpfen Sie auf der Stelle und heben Sie dabei abwechselnd die Knie, bis die Oberschenkel parallel zum Boden sind.

Ziel: Aufwärmen und Cardio.

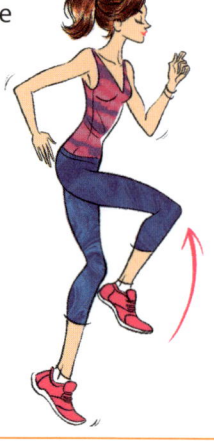

Jumping Jack

Stehen Sie aufrecht, die Beine geschlossen, Arme parallel zum Körper. Springen Sie hoch, spreizen Sie dabei die Beine und heben Sie die Arme über den Kopf, sodass die Hände sich berühren. Halten Sie kurz inne und springen Sie wieder zurück in die Ausgangsposition.

Ziel: Aufwärmen und Cardio.

Halten Sie während der gesamten Übung die Körperspannung. Die Übung ist wohl den meisten noch aus dem Sportunterricht in der Schule als »Hampelmann« bekannt – klingt allerdings weniger cool!

Fersen-Po

Laufen Sie auf der Stelle und schlagen Sie bei jedem Schritt die Fersen gegen den Po.

Ziel: Aufwärmen und Cardio.

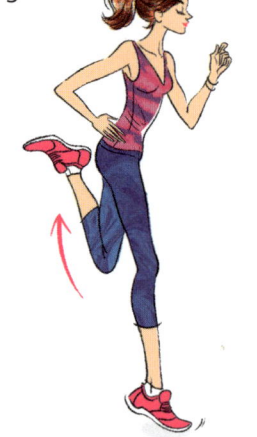

Jump

Hierbei handelt es sich um einfaches Springen auf der Stelle. Beugen Sie leicht die Knie, springen Sie mit geschlossenen Beinen in die Höhe und landen Sie weich auf den Füßen.

Ziel: Aufwärmen und Cardio.

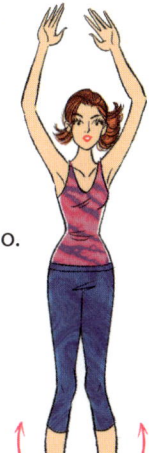

Beinheben

Stehen Sie aufrecht, die Beine schulterbreit und gestreckt. Heben Sie das rechte Bein, so weit, wie es Ihnen möglich ist, und berühren Sie mit der linken Hand Ihr Schienbein. Halten Sie den Rücken dabei gerade. Wiederholen Sie dasselbe mit dem linken Bein.

Ziel: Aufwärmen und Cardio.

Achten Sie darauf, die Beine während der Übung gestreckt zu halten.

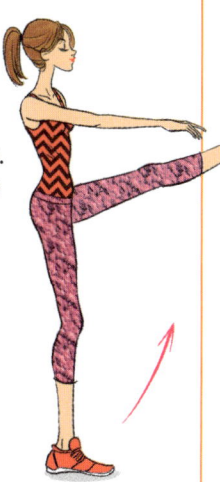

Waden strecken

Stehen Sie aufrecht, die Beine schulterbreit, die Füße leicht nach außen gedreht. Nun drücken Sie sich auf die Zehenspitzen hoch. Übung mehrmals wiederholen.

Ziel: Kräftigung der Beinmuskulatur für schlanke Beine und einen straffen Po.

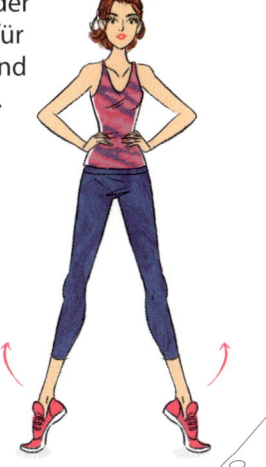

Squat

Stehen Sie aufrecht, die Beine schulterbreit. Gehen Sie einatmend in die Hocke, bis die Oberschenkel parallel zum Boden sind und kommen Sie ausatmend wieder nach oben.

Ziel: Kräftigung der Beinmuskulatur für schlanke Beine und einen straffen Po.

Achten Sie, wenn Sie bei den Knie-beugen in die Hocke gehen darauf, dass Ihr Gesäß sich nach hinten be-wegt und nicht die Knie nach vorne. Ein leichtes Hohlkreuz ist erlaubt.

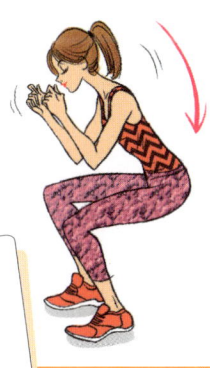

Jump-Squat

Hierbei handelt es sich um »gesprungene« Squats. Gehen Sie in Squatposition, springen Sie beim Hochkommen ab und landen Sie wieder in der Ausgangsposition.

Ziel: Cardio.

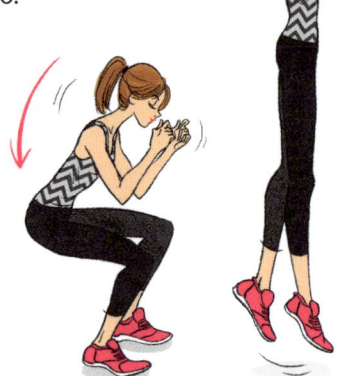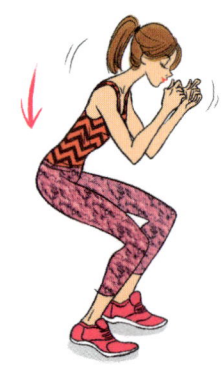

Mini-Squat

Gehen Sie aus der Hocke nicht zurück in eine aufrechte Position, sondern heben Sie bei jedem Squat das Gesäß nur um ungefähr 20 cm. So behalten Sie die Muskelspannung durchgängig bei.

Ziel: Kräftigung der Beinmuskulatur für schlanke Beine und einen straffen Po.

Sumo-Squat

Für diese Squatvariante stellen Sie die Beine weit auseinander und drehen die Fußspitzen nach außen. Dann beugen Sie mit geradem Rücken die Knie und strecken sie wieder.

Ziel: Kräftigung der Beinmuskulatur für schlanke Beine und einen straffen Po.

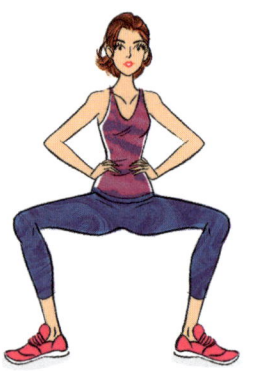

Mini-Sumo-Squat

Hierbei handelt es sich um einen »Kurz-strecken-Sumo-Squat«. Wie beim Mini-Squat heben Sie das Gesäß jeweils nur um ca. 20 cm, um die Muskelspannung aufrechtzuerhalten.

Ziel: Kräftigung der Beinmuskulatur für schlanke Beine und einen straffen Po.

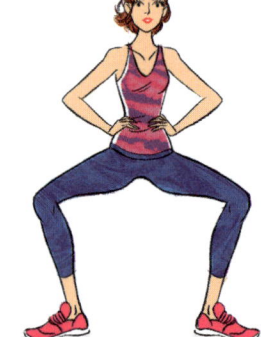

Schulterbrücke

Legen Sie sich mit dem Rücken auf die Matte. Stellen Sie die Beine auf, drücken Sie die Fersen fest in den Boden und heben Sie das Gesäß. Heben und senken Sie nun mit angespanntem Gesäß das Becken und halten Sie dabei durchgängig die Spannung in Bauch und Rücken.

Ziel: Kräftigung der Beinmuskulatur für schlanke Beine und einen straffen Po.

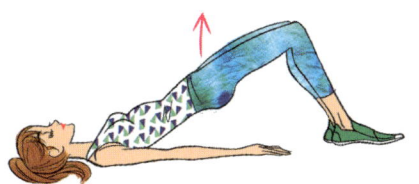

Ausfallschritt alternierend

Stehen Sie aufrecht und schieben Sie ein Bein nach vorn, bis Ihr Knie einen Winkel von 90 Grad hat. Das hintere Bein bleibt so gestreckt wie möglich, das Knie berührt nicht den Boden. Drücken Sie sich mit dem vorderen Bein zurück in die Ausgangsposition und wiederholen Sie die Übung mit dem anderen Bein.

Ziel: Kräftigung der Bein-muskulatur für schlanke Beine und einen straffen Po.

Achten Sie auf einen geraden Rücken.

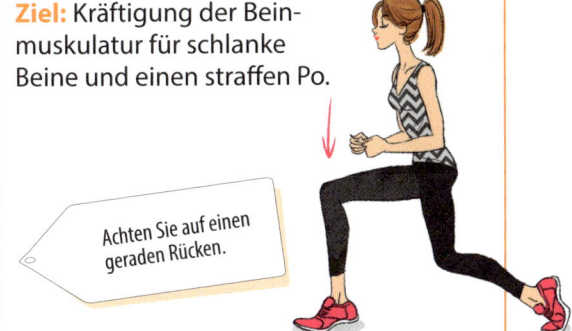

Ausfallschritt ohne Beinwechsel

Die Bewegung entspricht der Bewegung beim alternierenden Ausfallschritt, nur dass das vordere Bein mehrere Male gebeugt und gestreckt wird, bevor Sie auf das andere Bein wechseln.

Ziel: Kräftigung der Beinmuskulatur für schlanke Beine und einen straffen Po.

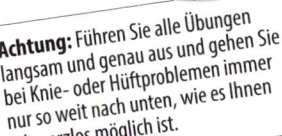

Achtung: Führen Sie alle Übungen langsam und genau aus und gehen Sie bei Knie- oder Hüftproblemen immer nur so weit nach unten, wie es Ihnen schmerzlos möglich ist.

Ausfallschritt mit erhöhtem hinterem Bein

Hierbei handelt es sich um einen Ausfall-schritt ohne Beinwechsel, bei dem der Fuß des hinteren Beins auf einer niedri-gen Bank oder einem niedrigen Hocker aufliegt.

Ziel: Kräftigung der Beinmuskulatur für schlanke Beine und einen straffen Po.

Ausfallschritt alternierend gesprungen

Gehen Sie in den Ausfallschritt, springen Sie in die Luft und wechseln Sie vor der Landung die Beine.

Ziel: Kräftigung der Beinmuskulatur für schlanke Beine und einen straffen Po.

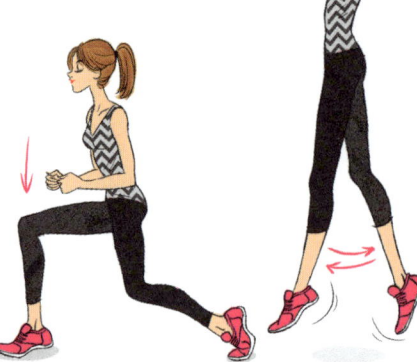

Step-up auf der Bank

Stellen Sie sich vor eine stabile 30 bis 40 cm hohe Bank und steigen Sie abwechselnd mit beiden Beinen hoch und wieder herunter. Pressen Sie dabei den Fuß fest auf die Bank und drücken Sie sich weit genug nach oben, dass Sie das Bein oben wechseln können. Achten Sie auf eine aufrechte Haltung.

Ziel: Kräftigung der Beinmuskulatur für schlanke Beine und einen straffen Po.

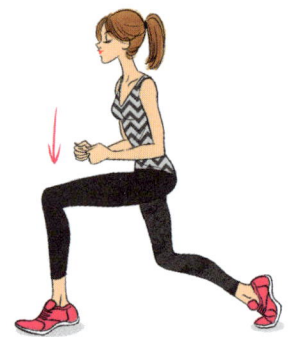

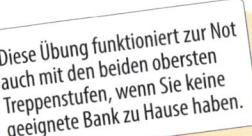

Diese Übung funktioniert zur Not auch mit den beiden obersten Treppenstufen, wenn Sie keine geeignete Bank zu Hause haben.

Unterarmstütz

Für den »klassischen« Unterarmstütz legen Sie sich mit dem Gesicht nach unten auf die Matte und drücken sich, die Ellbogen unter den Schultern, hoch auf Fußspitzen und Unterarme, sodass Beine, Becken und Rücken eine gerade Linie bilden. Die Bauchmuskeln sind angespannt. Achten Sie darauf, dass sich Rücken und Becken nicht Richtung Boden durchbiegen. Nacken und Schultern bleiben entspannt.

Ziel: Kräftigung der Bauchmuskulatur für einen flachen Bauch.

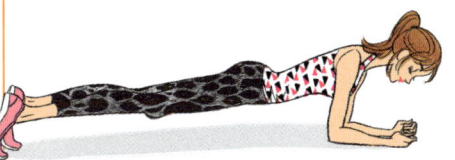

Push-up

Nehmen Sie dieselbe Haltung ein wie beim Unterarmstütz, nur dass die Arme dabei gestreckt und die Hände unter den Schultern platziert sind. Senken Sie den Oberkörper ab, indem Sie die nach außen gedrehten Ellbogen beugen, und drücken Sie sich dann wieder nach oben. Die Bauchmuskeln anspannen.

Ziel: Kräftigung der Brustmuskulatur.

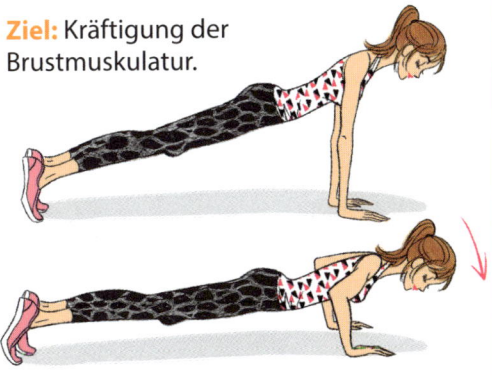

Seitlicher Unterarmstütz

Nehmen Sie die Seitenlage ein und stützen Sie sich mit dem angewinkelten Unterarm auf der Matte ab. Der Ellbogen befindet sich unter dem Schultergelenk. Legen Sie die Füße übereinander. Heben Sie die Hüfte, bis der Körper eine gerade Linie bildet. Bauch- und Rückenmuskeln sind angespannt. Der obere Arm liegt auf der Hüfte. Halten Sie die Position. Dann Seite wechseln.

Variante: Wenn es herausfordernder sein soll, heben Sie das obere Bein und den oberen Arm in die Waagerechte und senken beide wieder.

Ziel: Kräftigung der Bauchmuskulatur für einen flachen Bauch.

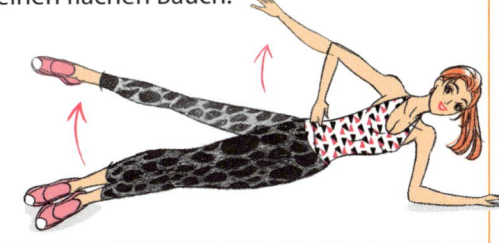

Spiderman

Gehen Sie in einen stabilen Unterarmstütz, winkeln Sie seitlich das Bein an und ziehen Sie es in Richtung Brust. Die Bauchmuskeln sind dabei angespannt. Wechseln Sie nach jeder Ausführung das Bein.

Ziel: Kräftigung der Bauchmuskulatur für einen flachen Bauch.

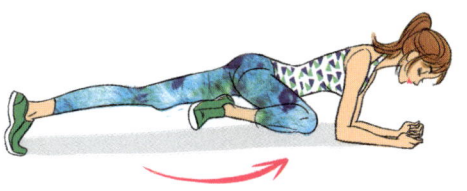

Mountain Climber

Knien Sie sich auf allen Vieren auf eine Matte. Pressen Sie die Handflächen fest auf den Boden und strecken Sie die Beine nach hinten weg. Wie beim Push-up berühren nur Hände und Fußspitzen den Boden. Der Rumpf ist gerade, der Bauch angespannt. Bewegen Sie nun abwechselnd die Beine, als würden Sie auf einen Berg klettern.

Ziel: Kräftigung der Bauchmuskulatur für einen flachen Bauch.

Commandos

Gehen Sie in Push-up-Position: gerader, angespannter Rumpf, die Arme gestreckt, Handflächen am Boden, Füße auf den Zehenspitzen. Wechseln Sie in den Unterarmstütz, indem Sie die Arme nacheinander beugen und den Unterarm auf den Boden legen. Drücken Sie sich dann, einen Arm nach dem anderen, wieder hoch in die Ausgangsposition.

Ziel: Ein schlanker Rücken.

> Achten Sie auf eine gute Körperspannung und einen geraden Rücken.

Dip am Stuhl

Setzen Sie sich auf einen Stuhl, den Sie sicherheitshalber vor der Wand platzieren, damit er nicht wegrutschen kann. Legen Sie die Handfläche so nah am Körper wie möglich an den Rand der Sitzfläche. Heben Sie das Gesäß und gehen Sie mit den Beinen nach vorn, bis sich Ihr Gesäß vor der Sitzfläche befindet. Beugen Sie einatmend die Arme, senken Sie den Körper ab und drücken Sie sich ausatmend wieder zurück in die Ausgangsposition. Ihr Rücken sollte dabei den Stuhl fast berühren.

Ziel: Straffe Arme.

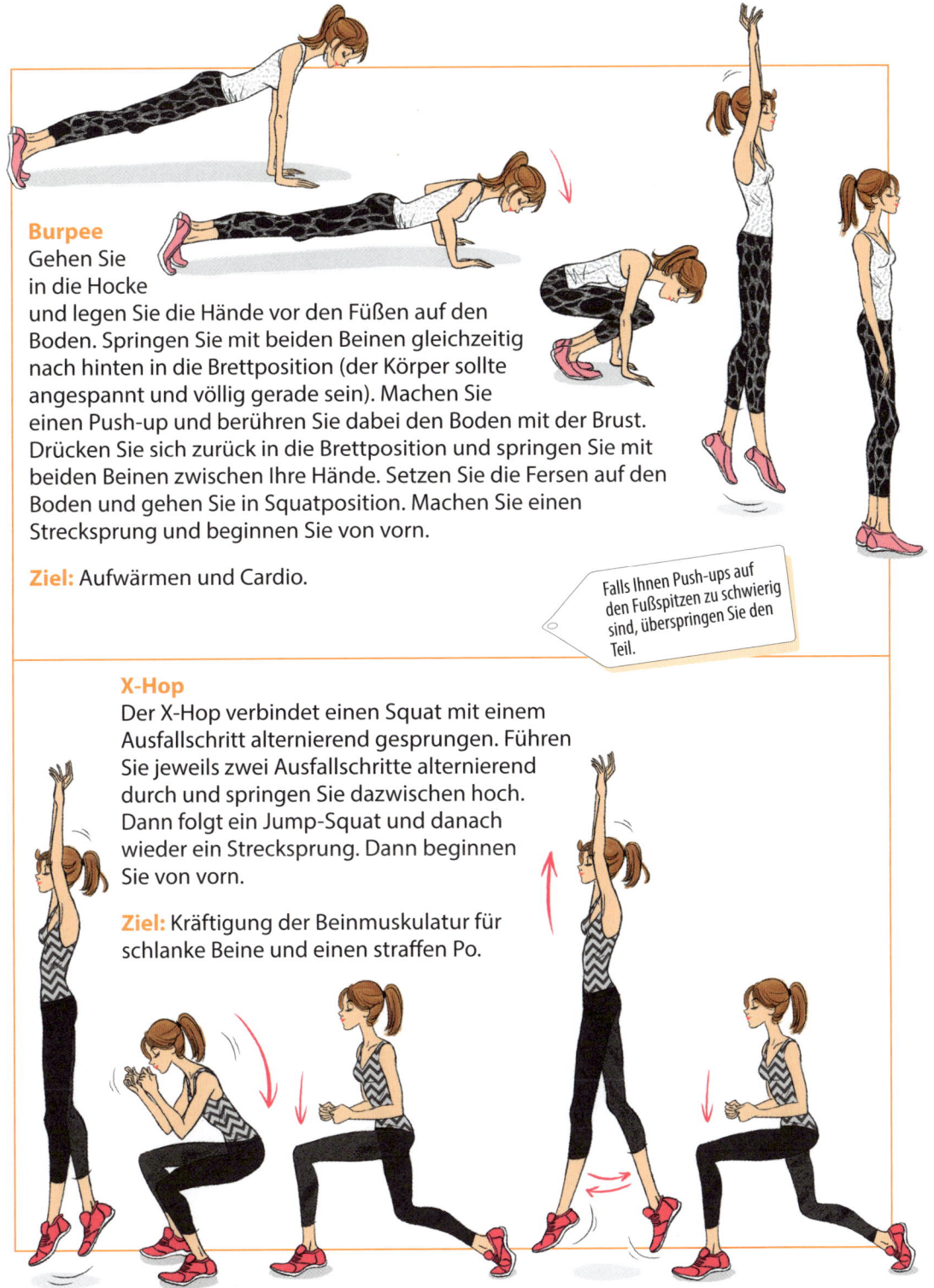

Burpee

Gehen Sie
in die Hocke
und legen Sie die Hände vor den Füßen auf den
Boden. Springen Sie mit beiden Beinen gleichzeitig
nach hinten in die Brettposition (der Körper sollte
angespannt und völlig gerade sein). Machen Sie
einen Push-up und berühren Sie dabei den Boden mit der Brust.
Drücken Sie sich zurück in die Brettposition und springen Sie mit
beiden Beinen zwischen Ihre Hände. Setzen Sie die Fersen auf den
Boden und gehen Sie in Squatposition. Machen Sie einen
Strecksprung und beginnen Sie von vorn.

Ziel: Aufwärmen und Cardio.

Falls Ihnen Push-ups auf
den Fußspitzen zu schwierig
sind, überspringen Sie den
Teil.

X-Hop

Der X-Hop verbindet einen Squat mit einem
Ausfallschritt alternierend gesprungen. Führen
Sie jeweils zwei Ausfallschritte alternierend
durch und springen Sie dazwischen hoch.
Dann folgt ein Jump-Squat und danach
wieder ein Strecksprung. Dann beginnen
Sie von vorn.

Ziel: Kräftigung der Beinmuskulatur für
schlanke Beine und einen straffen Po.

Donkey Kicks

Knien Sie sich auf allen Vieren auf den Boden und heben Sie das rechte Bein angewinkelt an. Sobald der Oberschenkel parallel zum Boden ist, strecken Sie das Bein aus und gehen dann zurück in die Ausgangsposition. Halten Sie während der ganzen Übung den Rücken gerade und spannen Sie die Bauchmuskeln an. Dann wiederholen Sie das Ganze mit dem linken Bein und so fort.

Ziel: Kräftigung der Beinmuskulatur für schlanke Beine und einen straffen Po.

Falls Ihnen die Übung zu einfach ist, können Sie sie mit einem Theraband oder Gewichten an den Fußgelenken intensivieren.

Bauchmuskeltraining auf dem Rücken mit Beinheben

Legen Sie sich auf den Rücken, spannen Sie die Bauchmuskeln an und heben Sie gleichzeitig oder im Wechsel die gestreckten Beine.

Ziel: Kräftigung der Bauchmuskulatur für einen flachen Bauch.

Wenn Sie die Hände unter das Gesäß legen, bleibt der Rücken am Boden und Sie vermeiden ein Hohlkreuz.

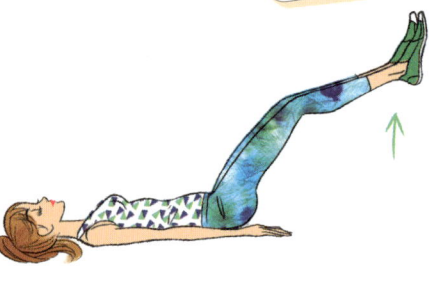

Oberkörperrotation

Stellen Sie sich schulterbreit hin, die Beine gerade, die Knie nicht ganz durchgedrückt. Das Becken sollte leicht nach vorn gekippt und die Bauchmuskeln sollten angespannt sein. Legen Sie in dieser Position die Hände auf die Schultern und drehen Sie den Oberkörper kraftvoll von links nach rechts und wieder zurück, ohne dabei das Becken oder die Beine zu bewegen. Die Rotation erfolgt ausschließlich aus dem Oberkörper.

Ziel: Kräftigung der Bauchmuskulatur für einen flachen Bauch.

Vergessen Sie während der Übung nicht das Atmen.

Rumpfdehnung

Stellen Sie sich schulterbreit hin, die Knie leicht gebeugt, die Arme seitlich an die Oberschenkel gelegt. Lassen Sie eine Hand am Bein hinabgleiten, sodass sich der Oberkörper zur Seite neigt. Halten Sie die Bauchmuskeln angespannt und ziehen Sie sich kraftvoll wieder nach oben. Wiederholen Sie die Übung zur anderen Seite.

Ziel: Kräftigung der Bauchmuskulatur für einen flachen Bauch.

Hier sollte sich ausschließlich der Oberkörper bewegen und die Neigung darf nur so stark sein, dass Sie dabei die seitliche Bauchmuskulatur anspannen können. Um die Übung zu intensivieren, können Sie leichte Gewichte in die Hand nehmen.

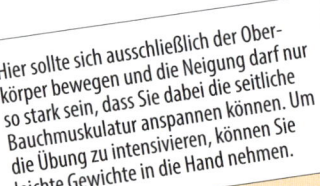

Superman

Legen Sie sich mit dem Bauch auf eine Matte, die Arme über dem Kopf gestreckt. Spannen Sie die Rückenmuskulatur an und heben Sie Arme und Beine ungefähr 10 cm vom Boden. Arme und Beine sollten dabei gestreckt und der Rumpf stabil sein. Der Blick ist nach unten gerichtet, der Nacken möglichst entspannt. Halten Sie die Position mehrere Sekunden, bevor Sie kurz entspannen und von Neuem beginnen.

Ziel: Ein schlanker Rücken.

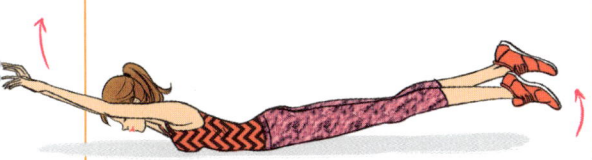

Vogel

Nehmen Sie in jede Hand ein leichtes Gewicht (zum Beispiel eine Wasserflasche) und gehen Sie dann in den Squat oder setzen sich auf einen Stuhl. Beugen Sie sich mit geradem Rücken nach vorne und bringen Sie Ihre Hände wenn möglich auf die Höhe Ihrer Fußgelenke, sonst eben so weit, wie Sie mit geradem Rücken kommen. Aus dieser Position heben Sie langsam seitlich die Arme in die Waagerechte und senken sie dann kontrolliert wieder ab.

Ziel: Ein schlanker Rücken.

Die Arme sollten während der gesamten Übung gerade, aber nicht komplett durchgestreckt sein.

Kurzhantel-Schulterdrücken

Stellen oder setzen Sie sich aufrecht hin, mit geradem Rücken und nehmen Sie in jede Hand eine Kurzhantel (oder Wasserflasche). Winkeln Sie die Arme seitlich an, Hände auf Höhe der Ohren, Handflächen nach vorn. Stemmen Sie die Gewichte ausatmend über den Kopf und senken Sie sie einatmend wieder ab.

Ziel: Kräftigung der Schultern für einen straffen, femininen Oberkörper.

Achten Sie darauf, die Gewichte nicht tiefer als bis zu den Ohren zu senken.

Front-, Seit- und Rückwärtsheben der Arme

Stellen Sie sich stabil hin, die Beine leicht angewinkelt, Rücken gerade, in jeder Hand ein Gewicht und heben Sie frontal, seitlich oder rückwärts die Arme, bis diese parallel zum Boden sind. (Die Bewegung kommt aus den Ellbogen.) Senken Sie die Arme kontrolliert wieder ab und wiederholen Sie die Übung.

Ziel: Kräftigung der Schultern für einen straffen, femininen Oberkörper.

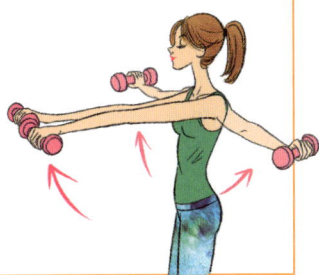

Trizepsdrücken

Nehmen Sie in jede Hand ein Gewicht. Dann nehmen Sie im Stehen oder Sitzen die Arme hinter den Kopf, die Ellbogen zeigen zur Decke. Strecken Sie die Arme über den Kopf und senken Sie sie kontrolliert wieder ab. Die Ellbogen bleiben nah am Körper. Wiederholen Sie das Ganze mehrmals.

Ziel: Straffe Arme.

Halten Sie die Ellbogen stabil und strecken Sie die Arme nicht komplett durch.

Bizeps-Curls

Nehmen Sie im Stehen oder Sitzen in jede Hand ein leichtes Gewicht (Hantel, Flasche etc.) und legen Sie die Hände mit den Handflächen nach unten auf die Oberschenkel. Winkeln Sie einen Ellbogen an und drehen Sie dabei den Unterarm so, dass die Handfläche zur Schulter zeigt. Gehen Sie zurück in die Ausgangsposition und wiederholen Sie die Übung mit dem anderen Arm.

Ziel: Straffe Arme.

Halten Sie die Ellbogen während der gesamten Übung möglichst nah am Körper und strecken Sie sie beim Absenken nicht komplett durch, um die Anspannung im Bizeps konstant zu halten.

Hammer-Curls

Hierbei handelt es sich um dieselbe Übung wie bei den Bizeps-Curls, nur ohne Unterarmrotation. Die Handflächen zeigen Richtung Oberschenkel und bleiben, während Sie die Ellbogen anwinkeln und die Unterarme heben, in dieser Position.

Ziel: Straffe Arme.

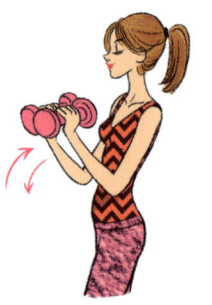

Kurzhantel-Stirndrücken

Legen Sie sich mit dem Rücken auf eine Matte, in jeder Hand ein Gewicht oder eine Hantel, und strecken Sie die Arme schulterbreit nach oben, die Handflächen zeigen nach oben. Senken Sie die Gewichte Richtung Stirn, indem Sie die Ellbogen beugen, dann strecken Sie die Ellbogen und bringen die Gewichte wieder in die Ausgangsposition.

Ziel: Straffe Arme.

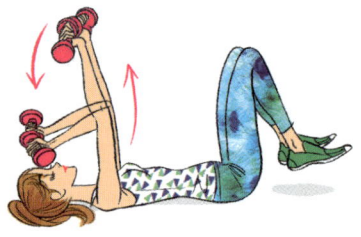

Das Stretching nicht vergessen!

Um Ihre Beweglichkeit und die Koordination Ihrer Bewegungen zu verbessern, Verletzungen vorzubeugen und auch zum Entspannen, ist es wichtig, regelmäßig zu dehnen.

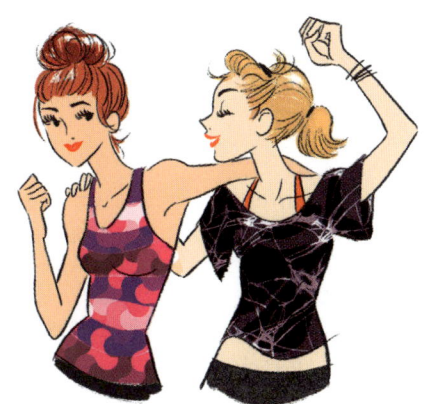

Was ist Stretching?

Ich unterteile Stretching in zwei Arten von Dehnübungen, solche, die direkt nach dem Training zur Lockerung der Muskeln dienen, und solche, die zwischen 30 Minuten und 1 Stunde in Anspruch nehmen und im Grunde eine eigene Sportart darstellen. Beide Arten werden nicht nur unterschiedlich ausgeführt, sondern dienen auch verschiedenen Zwecken.

Stretching nach dem Fitnesstraining zielt darauf ab, die beanspruchten Muskeln zu lockern, die Köpertemperatur langsam abzusenken und Sie nach einem anstrengenden Training wieder zu entspannen.

Stretching als eigenständiger Sport beinhaltet anspruchsvolle Dehnübungen, durch welche die Beweglichkeit spürbar gesteigert wird. Sportler, deren Muskeln häufig dazu neigen, sich beim Training zu verhärten, lockern und dehnen auf diese Weise ihre Muskulatur. Sollten Sie bislang noch keine Erfahrung mit Stretching haben, beschränken Sie sich am besten auf einzelne Dehnübungen nach dem Training oder morgens direkt nach dem Aufwachen. Oder Sie melden sich im Fitnessstudio für einen speziellen Kurs an.

Wie dehne ich?

Während des Trainings

Damit Sie während des Muskeltrainings die Beweglichkeit erhalten, empfehle ich Ihnen, immer nur komplette Übungen auszuführen (das heißt, die Muskeln an- und wieder zu entspannen). Um die Differenz zwischen An- und Entspannung zu reduzieren, können Sie gegebenenfalls leichtere Gewichte benutzen. Es bringt viele Vorteile, sich in erster Linie auf die Bewegung und nicht auf das Gewicht zu konzentrieren: Die Verletzungsgefahr ist geringer, das Training effektiver und Sie erzielen bessere Ergebnisse.

Nach dem Training

Von jeder Trainingseinheit können Sie ungefähr 10 Minuten für Stretching und Entspannung abzwacken. Trainieren Sie im Studio, ziehen Sie sich dazu am besten in eine ruhige Ecke zurück oder warten notfalls ab, bis Sie wieder zu Hause sind. Wichtig ist, dass Sie sich auf Ihre Übungen konzentrieren und Ihre Trainingseinheit in Ruhe zu Ende bringen können. Dimmen Sie wenn möglich das Licht und spielen Sie entspannende Musik ab, damit Sie sich fühlen wie in einem Kokon.

- Beginnen Sie mit der Dehnung des Oberkörpers und wandern Sie dann Stück für Stück nach unten zu Beinen und Waden. Achten Sie darauf, immer sowohl Muskel als auch Gegenmuskel (Agonist und Antagonist) zu dehnen – zum Beispiel zuerst die vordere und dann die hintere Oberschenkelmuskulatur oder zuerst den Bizeps und dann den Trizeps (die Muskeln an der Vorder- beziehungsweise Rückseite des Oberarms).
- Dehnen Sie behutsam und lassen Sie sich von Ihrem Körpergewicht ziehen. Schließlich wollen Sie sich ja keine Zerrung holen, sondern sich etwas Gutes tun!

Zusätzlich zum Training

Auch für das vom Fitnesstraining unabhängige Stretching müssen Sie nicht unbedingt täglich eine ganze Stunde opfern! Um die Beweglichkeit spürbar zu verbessern, genügt es oft schon, regelmäßig ein paar Minuten effektiv zu dehnen. Zeitmangel oder steife Knochen sind keine Ausrede!

Stretching-Basics

Dehnung des Oberkörpers (Beispiele):

- Heben Sie die Arme über den Kopf und strecken Sie sich.
- Beugen Sie sich nach vorn, bis Sie mit den Händen den Boden berühren (oder ihm so nah sind, wie möglich), und verharren Sie in dieser Position, bis die Beinmuskulatur sich entspannt. Richten Sie sich wieder auf, indem Sie den Rücken Wirbel für Wirbel aufrollen.
- Strecken Sie einen Arm nach dem anderen nach oben und fassen Sie sich mit den Händen an die Schulterblätter.

Achten Sie darauf, weder zu stark noch zu abrupt zu dehnen. Entspannen Sie sich und geben Sie den Muskeln Zeit, sich sanft zu strecken. Anstatt eine Übung fünf- oder sechsmal schnell durchzuführen, ist es besser, diese nur zwei- oder dreimal zu wiederholen und dafür 30 Sekunden in der entsprechenden Dehnung zu verharren. Wenn Sie sich beispielsweise zur Dehnung der Oberschenkelrückseite mit geschlossenen, gestreckten Beinen auf den Boden setzen und nach vorne beugen, achten Sie darauf, mit den Händen nicht ruckartig nach den Füßen zu greifen. Gehen Sie stattdessen langsam vor. Sie werden sehen: Mit jeder Wiederholung werden Sie ein kleines bisschen weiter in die Dehnung gehen können.

Dehnung des Unterkörpers (Beispiele):

- Setzen Sie sich mit geschlossenen, gestreckten Beinen auf die Matte und beugen Sie sich langsam und entspannt nach vorn. Versuchen Sie, mit den Händen die Füße zu berühren.
- Setzen Sie sich in den Schneidersitz und bringen Sie die Knie so nah wie möglich zum Boden.
- Legen Sie sich zum Abschluss auf den Rücken, strecken Sie die Arme über den Kopf und atmen Sie, während Sie sich dehnen, tief ein und aus.

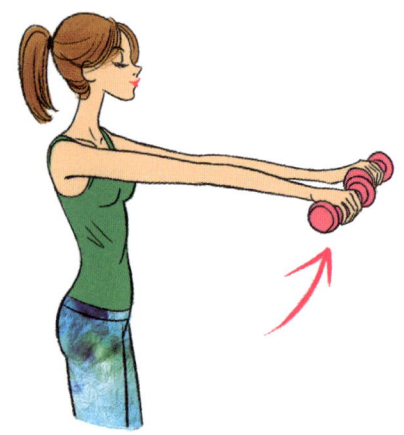

So bleiben Sie am Ball!

Nun, da Sie einen kleinen Vorgeschmack auf Ihr Fitnesstraining erhalten haben, sind Sie bestimmt hochmotiviert für die Beach-Body-Challenge. Hier noch ein paar Tipps, wie Sie sie auf jeden Fall die nun folgenden vier Wochen durchhalten!

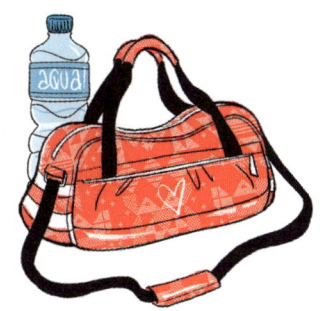

Schließen Sie sich einer Gruppe im Internet an

Im Internet, beispielsweise auf Facebook, werden Sie problemlos zahlreiche andere junge Frauen finden, die sich wie Sie für Fitness und eine gesunde Ernährung begeistern. In diesen Gruppen tauschen die Teilnehmerinnen nicht nur ihre Rezepte und Workouts aus, sondern auch ihre Sorgen und Zweifel. Dort können Sie sich der Herausforderung mit anderen gemeinsam stellen und finden viel Unterstützung. Wenn Sie sich mir auf Facebook in französischer Sprache anschließen möchten, hier meine Adresse: »Entraide Fitness & Diet #bikiniavecsissy«. Ich würde mich über die Kommentare meiner deutschen Leserinnen sehr freuen!

Die Fortschritte supersportlicher Mädels auf Instagram zu verfolgen, kann zwar inspirierend und oft auch motivierend sein, dennoch sollten Sie sich nicht allzu sehr darauf konzentrieren. Fitness und Ernährung sind schließlich das Metier dieser Frauen, die ihre Tage im Fitnessstudio und in der Küche verbringen. Dazu kommt, dass die meisten geposteten Bilder natürlich bearbeitet sind. Auch wenn manche der Erfolgsgeschichten Sie wahrscheinlich anspornen, kann der Anblick dieser makellosen Körper auch frustrierend sein.

Nehmen Sie an einem Fitnesskurs oder Camp teil

Kurse oder Camps sind eine gute Methode, die positive Einstellung nicht zu verlieren. Sie treffen dort andere Fit-Girls, die wie Sie Lust haben, aktiv zu sein, und die sich in ihrer Haut wohlfühlen wollen. Sie trainieren in einer Gruppe, was eine motivierende und angenehme Atmosphäre schafft. Fitness- oder Laufkurse werden in ganz Deutschland angeboten. Informieren Sie sich einfach über das Angebot in Ihrer Nähe.

Verwöhnen Sie sich

Gönnen Sie sich regelmäßig etwas für Ihre Fitnessausstattung oder leisten Sie sich etwas Neues zum Anziehen. Sie werden Lust bekommen, das schicke neue Oberteil oder die neue Matte gleich auszuprobieren und die nächsten Workouts motivierter angehen. Verpassen Sie nicht die regelmäßigen Schlussverkäufe und Sonderangebote der Sportgeschäfte, sie sind eine gute Gelegenheit, sich für wenig Geld etwas Gutes zu tun.

KAPITEL 2

Meine Sommer-Ernährung

Sind Sie auch jedes Jahr im Frühling kurz davor, sich wieder auf eine dieser sensationellen Diäten einzulassen, die Ihre überschüssigen Pfunde auf wundersame Weise verschwinden lässt (mithilfe irgendeiner neuen Methode, die, wie Ihnen Ihre Lieblingszeitschrift verspricht, auch garantiert funktioniert)? Wenn ja, können Sie Ihren Taschenrechner gleich wieder beiseitelegen, denn um wirklich abzunehmen, ist Kalorienzählen der falsche Weg.

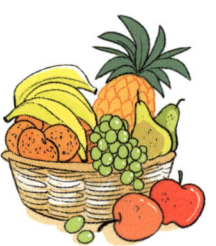

Eine gesunde Ernährung muss keine Tortur sein

Wer sagt, dass man hungern muss, um schlank zu sein? Entscheidend ist vielmehr, die richtigen Nährstoffe zu sich zu nehmen und Lebensmittel, die dick machen, schwer verdaulich sind und den Organismus belasten, zu meiden.

Warum funktionieren viele Diäten nicht?

Grund Nr. 1: Weil niemand ein Leben lang freiwillig Diät hält! (Allein die Vorstellung ist ebenso frustrierend wie beängstigend.)

Grund Nr. 2: Viele Diäten sind unausgewogen und viel zu streng. Man verliert eher Muskelmasse als Fett und genau darin liegt das Problem.

Grund Nr. 3: Der kritische Punkt einer jeden Diät ist die Rückkehr zu einer normalen Ernährung. Da die meisten die Grundlagen einer gesunden Ernährung nach einer Diät nicht unbedingt verinnerlicht haben, wissen sie nicht, wie sie danach weitermachen sollen. So landen sie im Handumdrehen wieder dort, wo sie angefangen haben.

Grund Nr. 4: In Hungerphasen sinkt der Grundumsatz des Körpers und damit ist der Jo-Jo-Effekt vorprogrammiert.

Die Kalorien

Was genau sind eigentlich Kalorien? Der Wert »Kalorien pro 100 g« zeigt an, wie viel Energie in einem Lebensmittel steckt, gibt aber keinerlei Hinweise auf dessen Nährwert. Daher ist es keine gute Idee, sich bei einer Diät allein auf die Kalorien zu konzentrieren – nicht nur in Hinblick auf die Figur, sondern vor allem auch auf die Gesundheit! Kalorien sind nicht gleich Kalorien: 2000 Kalorien aus Obst, Gemüse, hochwertigen Proteinen und stärkehaltigen Nahrungsmitteln mit niedrigem glykämischem Index (GI) wirken sich anders auf Ihre Figur aus als 2000 Kalorien aus Zucker und Lebensmitteln mit einem hohen glykämischen Index.

Ich sorge für Ausgewogenheit auf meinem Teller

Tatsächlich werden Sie nicht unbedingt durchs Kaloriensparen schlanker, sondern vielmehr durch eine kluge Auswahl der Nahrungsmittel. Der Schlüssel zu einer guten Figur liegt darin, dem Körper das zu geben, was er tagtäglich braucht – nicht mehr und auch nichts anderes (wie beispielsweise Zucker). Nehmen Sie Kurs auf eine traumhafte Bikinifigur mit einer sommerlich ausgewogenen Ernährung!

Was versteht man unter einer Ernährungsumstellung?

In Zeitschriften und vor allem im Internet ist andauernd davon die Rede … aber was genau muss man sich unter einer Ernährungsumstellung eigentlich vorstellen? Nun, ganz einfach den sanften Übergang von schlechten Essgewohnheiten zum neuen reflexartigen Ernährungsstil eines Healthy-Girls. Es geht dabei nicht darum, sich von heute auf morgen komplett anders zu ernähren und dann nach wenigen Tagen frustriert wieder aufzugeben. Vielmehr sollen Sie Ihre täglichen Mahlzeiten nach und nach an eine neue Ernährung anpassen. Auf diese Weise umzustellen, ist sehr viel einfacher und vor allem dauerhafter!

> Kennen Sie den Spruch »30 Prozent Fitnessstudio, 70 Prozent Ernährung«? Ich würde sagen: fifty-fifty. Die tägliche Ernährung hat zwar direkte Auswirkungen auf Figur, Gesundheit und sportliche Erfolge, für Ihre Traumfigur sind Ihre sportlichen Aktivitäten letztendlich aber genauso wichtig, wie das, was Sie sich auf den Teller packen.

> **SOS: Ich nehme einfach nicht ab!**
> Selbst die sportlichsten Frauen nehmen trotz Training und strikter Diät oft einfach nicht ab. Das bedeutet, dass die Ernährung dem Körper nicht angepasst ist. Viele glauben, ihre Ernährung sei absolut vorbildlich, aber da täuscht man sich oft …

Eine neue Ernährung ist wie ein neues Leben!

Ich rate hier nicht zu einer Schocktherapie, mit der Sie kurzfristig ein paar Kilo verlieren – denn genauso schnell, wie Sie die loswerden, haben Sie sie auch wieder auf den Rippen –, sondern zu einer grundlegenden Veränderung der Essgewohnheiten. Das Allerwichtigste ist daher, dass Sie von Ihrer neuen Ernährung überzeugt sind und sich damit wohlfühlen. Aber dazu müssen Sie zunächst deren Grundlagen und positive Wirkung kennen. Oder gehen Sie eine Sache nicht auch deutlich motivierter und entschlossener an, wenn Sie nicht dazu gezwungen werden, sondern selbst davon überzeugt sind? Es ist ein beruhigendes Gefühl, zu wissen, dass man auf sich Acht gibt, sich gesund ernährt und den eigenen Bedürfnissen gerecht wird. Mag sein, dass die Umstellung nicht ohne gelegentliche Zweifel und Durchhänger gelingt, aber deshalb werden Sie Ihre neuen Ernährungsgewohnheiten nicht gleich wieder aufgeben.

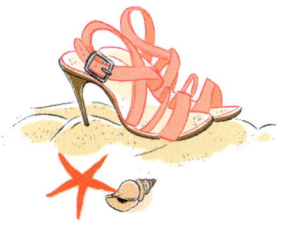

Schluss mit falschen Vorstellungen!

Bevor Sie sich Hals über Kopf in eine ausgewogene Ernährung stürzen, ist es nicht nur wichtig, dass Sie verstehen, worum es bei der Umstellung prinzipiell geht, sondern auch, dass Sie von Ihrem Entschluss überzeugt sind. Sie sollten nicht glauben, das Ganze wohl oder übel durchziehen zu müssen, sondern vielmehr das Gefühl haben, das Richtige zu tun. Sicher werden Sie Ihren neuen Style nicht gegen einen Aschenputtel-Look zurücktauschen und genauso werden Sie auch Ihre neue Ernährung beibehalten, denn Sie werden sich so wohl und schön fühlen, dass Sie nie wieder zu Ihren alten Gewohnheiten zurückkehren möchten. Der erste Schritt ist nun, dass Sie sich von einigen falschen Vorstellungen verabschieden, die Sie womöglich davon abhalten, aus voller Überzeugung einzusteigen.

Irrglaube Nr. 1: Wer abnehmen will, muss weniger essen

Das ist vollkommen falsch! Wenn Sie sich das Essen verbieten, schaltet Ihr Körper auf »Energiesparmodus« und verbraucht im Ruhezustand zum Erhalt seiner lebenswichtigen Funktionen weniger Energie (siehe auch Seite 11, basale Stoffwechselrate). Sobald Sie wieder zu einer normalen und reichhaltigeren Ernährung übergehen, fließt der Energieüberschuss dann aber nicht mehr in den Grundumsatz, sondern wird eingelagert. Die Folge: Sie nehmen die abgenommenen Pfunde – und mehr! – systematisch wieder zu.

> Kaufen Sie Ihre Lebensmittel im Bioladen und/oder bei regionalen Erzeugern. Jede Wette, die Produkte, die Sie dort finden, sind sehr viel besser.

Irrglaube Nr. 2: Bio ist nur was für Ökos

Bioprodukte haben bei vielen den Ruf, teuer zu sein, obwohl man nie weiß, ob sie auch wirklich besser sind. Aber sich biologisch zu ernähren, ist nicht nur eine Modeerscheinung. Produkte aus biologischem Anbau sind größtenteils tatsächlich nährstoffreicher, schmackhafter und enthalten keine Giftstoffe. Und wenn Sie zu Hause kochen und Ihre Lebensmittel offen einkaufen, ist eine biologische Ernährung auch nicht kostspieliger. Sollten Sie nicht ausschließlich Bioprodukte kaufen können, dann gönnen Sie sich zumindest Biofleisch, -fisch und -eier (die Nährstoffqualität ist hier eindeutig besser) und kaufen Sie Obst und Gemüse, das nicht geschält wird, in Bioqualität. Ich bin sicher, sobald Sie anfangen, Ihre Einkäufe nur ein wenig anders zu organisieren, werden Sie nach und nach immer mehr Biolebensmittel essen.

Irrglaube Nr. 3: Wer wenig salzt, isst auch wenig Salz

Wussten Sie, dass drei Viertel der Salzmenge, die Sie zu sich nehmen, nicht aus Ihrem Salzstreuer stammen? Tatsächlich nehmen Sie mit jeder Scheibe Schinken, jedem Stück Pizza oder Käse, jedem Brötchen und sogar jeder harmlos scheinenden Gemüsebrühe Salz zu sich. Salz ist ein gefährlicher Geschmacksverstärker, der in der Industrie viel zu großzügig eingesetzt wird. Obwohl für die Gesundheit unverzichtbar, erhöht Salz den Blutdruck und kann, wenn es in zu großen Mengen konsumiert wird, sogar eine Gewichtszunahme bewirken (da es hungrig und durstig macht). Besinnen Sie sich also auf Selbstgekochtes (die einzige Möglichkeit, Ihren Salzkonsum wirklich zu kontrollieren!).

> Die von der WHO empfohlene tägliche Salzmenge beträgt 5 g, wobei sie bei Frauen im Schnitt tatsächlich bei 8 g und bei Männern bei 10 g liegt.

Irrglaube Nr. 4: Süßstoff ist ein guter Ersatz

Sicher ist Ihnen schon der Gedanke gekommen, dass Sie mit den Kalorien aus Zucker nicht unbedingt auch auf Süßes verzichten müssen. Wenn Sie der Heißhunger auf etwas Süßes überkommt, ist Süßstoff doch die perfekte Lösung, oder? Leider nein. Süßstoffe stehen unter dem starken Verdacht, Krankheiten zu verursachen, und auch wenn Sie keine Saccharose enthalten, machen sie süchtig nach Zucker …

> Der Geschmack von Zucker macht erwiesenermaßen ebenso süchtig wie der einer Zigarette. Ein Grund mehr, sich davon zu befreien, oder?

Irrglaube Nr. 5: Light-Produkte machen schlank

Ebenso wie Produkte auf Süßstoffbasis sollen auch Light-Produkte für einen kalorienarmen Genuss sorgen. Aber wodurch wird das Fett eigentlich ersetzt? Durch Verdickungsmittel und Geschmacksverstärker, die erst recht nicht zu empfehlen sind. Ganz abgesehen davon, dass wir in der Annahme, Light-Produkte würden nicht dick machen, viel zu viel davon essen. Wenn Sie sich also etwas gönnen möchten, dann ein Vollwertprodukt. Entscheidend ist, dass es die Ausnahme bleibt.

Sorgen Sie für ausgewogene Mahlzeiten

Was also braucht Ihr Körper? Wie ernähren Sie sich richtig, ohne den Körper zu belasten oder zuzunehmen? Das Prinzip ist ganz einfach: Achten Sie auf eine ausgewogene Versorgung mit Makronährstoffen, also Kohlenhydraten, Fetten und Proteinen.

Kohlenhydrate – Brennstoff für den Körper

Die Grundidee ist, einfache Zucker zu reduzieren und durch komplexe zu ersetzen. Aber dazu muss man natürlich zunächst den Unterschied zwischen beiden kennen.

> Der glykämische Index, oder GI, zeigt an, wie stark ein Lebensmittel den Blutzucker ansteigen lässt. Die Bauchspeicheldrüse sondert Insulin ab, ein Hormon, das den Zucker in die Körperzellen weiterleitet und so den Blutzuckerspiegel reguliert ... ganz nebenbei aber auch Fett einlagert. Kurz, wer Zucker isst, lagert Fett ein. Oh weh!

Einfache Zucker mit einem hohen glykämischen Index sind beispielsweise Glukose und Saccharose. Man findet Sie in Haushaltszucker, Süßigkeiten und Backwaren, aber auch in der süß-sauren Soße beim Chinesen oder in Kompott. Einfache Zucker, die sich durch einen milden und angenehm süßen Geschmack auszeichnen, sollte man weitgehend meiden.

Wie sieht es mit Obst aus?

Obst enthält Zucker, das ist richtig. Der glykämische Index von Fruchtzucker beträgt auf einer Skala von 0 bis 100 aber nur 20, was ihn zu einem »guten« Zucker macht. Dazu kommt, dass Früchte reich an Ballaststoffen und echte Vitaminbomben sind. Verkneifen Sie sich Obst also auf gar keinen Fall! Im Gegenteil, essen Sie es täglich – allerdings nicht mehr als zwei oder drei Portionen (eine Portion entspricht ca. einem Apfel oder einer Handvoll Beeren).

> Essen Sie Obst, wenn möglich, mit der Schale. Sie nehmen damit die kompletten Ballaststoffe zu sich, welche wiederum die Aufnahme von Zucker verlangsamen. Frucht-Smoothies sind besonders zu empfehlen.

Komplexe Zucker mit einem niedrigen glykämischen Index können und sollten Sie hingegen mit jeder Mahlzeit zu sich nehmen, denn aus ihnen beziehen Sie Ihre Energie. Komplexe Zucker finden sich in Getreide und Hülsenfrüchten wie Quinoa, Reis oder Hafer. Vollkornprodukte sind in jedem Fall zu bevorzugen (durch das Raffinieren steigt der glykämische Index), insbesondere, weil ihr hoher Ballaststoffgehalt die Aufnahme von einfachem Zucker bremst. Ein weiterer Tipp, wie Sie den GI von Getreideprodukten senken, ist, diese nicht zu lange zu kochen. Kochen Sie *al dente* und lassen Sie Produkte im »Kochbeutel« im Regal stehen, denn bei Vorgekochtem ist der GI merklich höher.

> Kaufen Sie am besten Biovollkornprodukte. So nehmen Sie keine Pestizide zu sich, die eventuell in den Getreidehüllen stecken.

Proteine – für den Muskelaufbau unverzichtbar

Proteine sind im wahrsten Sinne des Wortes Körperbausteine. Wir brauchen sie in erster Linie, um Muskeln aufzubauen, aber auch innerhalb der Zellen erfüllen sie zahlreiche Aufgaben. Eine ausreichende Versorgung mit Proteinen – tierischen (Fleisch, Fisch und Eier) und / oder pflanzlichen (Getreide und Hülsenfrüchte wie Mais, Linsen und rote Bohnen, aber auch Tofu und Seitan) – ist daher absolut notwendig.

Aminosäuren

Proteine setzen sich, ähnlich einer Perlenkette, aus Aminosäuren zusammen, von denen einige, die nicht vom Körper selbst produziert werden und über die Nahrung aufgenommen werden müssen, sogar lebensnotwendig sind. Während tierische Proteine alle lebenswichtigen Aminosäuren in ausreichender Menge enthalten, ist das bei pflanzlichen Proteinen (mit Ausnahme von Soja) nicht der Fall. Falls Sie Veganerin sind, müssen Sie darauf achten, im Laufe der Woche die pflanzlichen Proteinlieferanten abzuwechseln, um alle wichtigen Aminosäuren in ausreichender Menge zu sich zu nehmen.

Tierische oder pflanzliche Proteine, was ist besser für mich?

Entgegen der allgemeinen Meinung sind tierische Proteine in keiner Weise schlechter als pflanzliche. Die im Fleisch enthaltenen Proteine haben lediglich den Nachteil, dass wir sie gemeinsam mit ungesunden gesättigten Fettsäuren zu uns nehmen, die bei übermäßigem Genuss (was leider meist der Fall ist) eine Gewichtszunahme begünstigen und das Risiko von Herz-Kreislauf-Erkrankungen und Blutgerinnseln erhöhen. Pflanzliche Proteine werden hingegen mit vielen Ballaststoffen und ohne gesättigte Fettsäuren geliefert. Wenn Sie also nicht ganz ohne Fleisch auskommen, sollten Sie sich zumindest angewöhnen, bei einer von zwei Mahlzeiten auf tierische Proteine zu verzichten und diese durch pflanzliche zu ersetzen. Das kommt vor allem auch der Umwelt zugute!

Veggi-Rezeptidee
Wer sich vegetarisch oder vegan ernährt, erhält nicht genügend Proteine, um Muskeln aufzubauen? Um die Muskeln mit allem, was sie brauchen, zu versorgen, können Sie Vollkornreis mit Linsen oder Quinoa mit roten Bohnen essen. Beide Kombinationen schmecken auch kalt als Salat sehr lecker.

Ich achte auf die richtigen Fette

Die meisten von uns sehen im Fett ihren schlimmsten Feind. Fett ist für unsere überschüssigen Kilos und damit für all unsere Probleme verantwortlich ... Aber wussten Sie, dass gute Fette indirekt sogar beim Abnehmen helfen können? Das gilt beispielsweise für alle pflanzlichen Öle, die lebenswichtige Fettsäuren wie Omega-3 und Omega-9 enthalten. Studien haben gezeigt, dass Omega-3-Fettsäuren die Lipolyse unterstützen, indem Sie dem Körper Fette als Energie zur Verfügung stellen. Kurz, Omega-3 hilft, Fettreserven abzubauen. Aber Fettsäuren sind schon allein deshalb wichtig, weil aus ihnen unsere Zellmembrane bestehen. Auf tierische Fette, die nichts weiter als Kalorien und gesundheitliche Probleme liefern, können Sie allerdings tatsächlich verzichten. Und hüten Sie sich vor versteckten Fetten, die als hydriertes Pflanzenfett in Keksen oder als Trans-Fettsäuren in Frühstückscerealien lauern. Sie sind schuld an den ungeliebten Fettpölsterchen.

 Besser vom Teller verbannen:
Fettes Fleisch, Wurst, Butter und Sahne, gehärtete Pflanzenfette, wie beispielsweise in Keksen, und Fertiggerichte.

 Am besten den Mahlzeiten hinzufügen: Kaltgepresste Öle wie Oliven- oder Rapsöl, Ölsamen, Avocado und fetten Fisch.

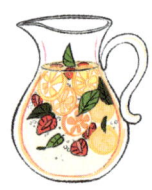

Rezeptideen
Geben Sie einen großzügigen Schuss Oliven- oder Rapsöl in den Salat, mischen Sie etwas Leinsamen in Ihr Frühstücksmüsli, machen Sie sich zum Nachtisch Pudding aus Chia (⅓ Chiasamen über Nacht in ⅔ pflanzlicher Milch nach Belieben einweichen) oder essen Sie zwischendurch ein paar Nüsse. Kleine Fische wie Sardinen oder Makrelen lassen sich in Sommermenüs leicht integrieren.

Ich denke an Vitamine und Mineralien

Eine ausgewogene Makronährstoffverteilung bildet die Basis jeder guten Ernährung, aber auch die Mikronährstoffe dürfen Sie auf keinen Fall vernachlässigen. Mikronährstoffe sind Vitamine und Mineralien, die für das Funktionieren unserer Zellen unverzichtbar sind. Sie enthalten keine Kalorien (haben also keinen Energiewert).

Vitamine: Es gibt 13 Vitamine, die man in zwei Gruppen unterteilt: wasserlösliche Vitamine und fettlösliche Vitamine. Erstere finden sich in Lebensmitteln mit einem hohen Wasseranteil wie Obst und Gemüse, letztere in fetthaltigen Nahrungsmitteln wie Ölen und fettem Fisch. Der Körper kann Vitamine (ausgenommen Vitamin D und K) nicht selbst produzieren, weshalb sie über eine reichhaltige und vielfältige pflanzliche Ernährung zugeführt werden müssen.

Mineralien: Diese erhält der Organismus aus tierischen Produkten und verschiedenen Gemüsesorten. Insgesamt gibt es 22, die in Mineralien und Spurenelemente unterteilt werden. Spurenelementen sind zum

Beispiel Eisen, Zink oder auch Fluor. Mineralien, von denen der Körper eine höhere Zufuhr benötigt, sind beispielsweise Kalzium, Magnesium und Natrium.

Wie kommen Sie zu dem, was Sie brauchen? Auch wenn Mangelerscheinungen nur selten auftreten, ist die Versorgung mit Mineralien und Vitaminen oft unzureichend. Um Ihren Bedürfnissen im Winter wie im Sommer gerecht zu werden, sollten Sie täglich verschiedenes Obst und Gemüse und ausreichend gute Fette essen. Im Sommer fällt das mit Rohkost, Fisch und gemischten Salaten mit Olivenöl besonders leicht.

Muss ich meine Makros berechnen?

Wenn Sie sich für Fitnesssport interessieren, ist Ihnen sicher schon zu Ohren gekommen, dass man seine »Makros« berechnen kann. Es geht darum, den täglichen Bedarf an Proteinen, Kohlenhydraten und Fetten genau zu bestimmen und diesen dann nicht zu überschreiten. Das mag für Profisportler sinnvoll sein, für eine gute Figur und ein bisschen mehr Muskeln muss man aber keine aufs Gramm genaue Diät einhalten. Die Makros richtig zu berechnen, ist sehr mühsam, und Sie riskieren, das Ganze schon bald sattzuhaben oder ständig wie eine Besessene auf dem Taschenrechner herumzuhacken. Essen Sie ausgewogen, vielseitig und in vernünftigen Mengen, dann werden Sie Ihr Ziel erreichen, ohne dass Sie sich dafür beim Rechnen den Kopf zerbrechen müssen.

Der Übergang

Wie Sie sich die neuen Essgewohnheiten erfolgreich aneignen? Damit Sie die schlechten Angewohnheiten auch wirklich loswerden, ohne dabei dem Frust zu verfallen, sollte eine Ernährungsumstellung in erster Linie behutsam erfolgen. Es ist nicht unbedingt notwendig, schon von vornherein eine Übergangsphase zu planen, aber wenn Sie sich nicht absolut sicher sind und befürchten, schnell frustriert zu sein, rate ich Ihnen, Ihre Ernährungsgewohnheiten lieber langsam zu ändern. Am besten tun Sie das, indem Sie Ihre üblichen Lebensmittel nicht mehr nachkaufen. Die »schlechten« Nahrungsmittel (von denen Sie garantiert noch viele zu Hause haben) verschwinden so mit der Zeit von alleine.

- Wenn Ihr Vorratsschrank für gewöhnlich bis oben hin voll ist mit Keksen, Chips und Limonade, **brauchen Sie diese Dinge einfach nach und nach auf,** kaufen davon aber nichts mehr nach. Und falls Sie befürchten, vor Ihrem leeren Schrank bei einer Heißhungerattacke in Panik zu geraten, füllen Sie ihn einfach mit frischem Obst und machen sich einen leckeren Smoothie. Der erfrischt und ist voll von Vitaminen!
- Wenn Sie dazu neigen, beim Anblick der Sahnetorten in der Auslage beim Bäcker schwach zu werden, dann **backen Sie sich Ihre leckeren und gesunden Kuchen einfach selbst.**

Kurz, wenn Sie sich mit dem Aneignen neuer Essgewohnheiten etwas Zeit lassen, werden Sie die Veränderung in Ihrer Ernährung kaum bemerken und schon bald feststellen, dass Ihnen Ihre alten Lieblingskekse zu süß oder zu fett sind.

Ich kaufe richtig ein

Und los geht's mit der Ernährungsumstellung! Erster Schritt: Lernen Sie, das Richtige einzukaufen. Aber wie lässt sich in den überquellenden Regalen im Supermarkt das Richtige finden? Keine Panik, Sie müssen sich nur auf natürliche Produkte plus das Allernotwendigste beschränken. Das bedeutet nicht, dass Sie nur noch Salat in Ihren Einkaufkorb legen dürfen. Weit gefehlt! Gerade im Sommer ist es ganz leicht, jede Menge leckere und dabei gesunde Lebensmittel zu finden!

Erste Abteilung: Frisches und Naturbelassenes

Die goldenen Regel beim Einkaufen lautet: Kaufen Sie vorzugsweise biologische und naturbelassene Produkte. Aber es gibt doch so viele leckere Fertigprodukte, warum sollte man es sich da unnötig schwer machen? Ganz einfach, weil Lebensmittel mit jedem »Verarbeitungsschritt« an Nährstoffen verlieren und an chemischen Stoffen dazugewinnen. Fertigprodukte sollen in erster Linie rentabel, praktisch und schmackhaft sein – wie sie sich auf die Gesundheit auswirken, ist da nebensächlich. Entscheiden Sie sich daher anstelle von Fertigprodukten so oft es geht für frische Lebensmittel.

> Sie glauben doch nicht wirklich, dass Sie bei einem fertiggekauften Couscous-Salat mit dem Gemüse ausreichend Vitamine, Mineralien und Energie erhalten? Fertigprodukte haben nicht nur einen deutlich höheren glykämischen Index, sondern enthalten in der Regel auch viel Fett und wenig frisches Gemüse und aromatische Kräuter. Machen Sie sich lieber einen frischen Salat aus Quinoa (reich an Proteinen) und Gemüse, den Sie mit einem Schuss Olivenöl, Zitronensaft und gehackter Minze verfeinern. Ein solcher hausgemachter Salat ist ganz leicht zuzubereiten, viel leckerer und liefert Ihnen alle nötigen Nährstoffe.

Zweite Abteilung: Gemüse

Rohkost, das heißt ungekochtes Gemüse und Obst, liegt gerade voll im Trend. Und sie hat einen entscheidenden Vorzug: Dank des hohen Anteils an lebensnotwendigen Nährstoffen (die beim Kochen zerstört werden) ist sie extrem gesund. Ich bin zwar gegen eine ausschließliche Ernährung mit Rohkost, von den Vorteilen einer rohkostreichen Ernährung, die ohne überflüssige Kalorien die nötigen Ballaststoffe, Vitamine und Mineralien liefert, aber voll überzeugt. Gerade im Sommer ist es überhaupt kein Problem, täglich viel frisches Gemüse zu essen!

> **Rezeptideen**
> Gemüse kann ein sehr leichter Genuss sein! Wie wäre es beispielsweise mit einem Salat aus jungem Spinat, gedämpftem Gemüse mit Aioli, Gemüsesticks (Karotten, Radieschen, Kohlrabi) mit einem selbstgemachten Dip oder sautiertem Gemüse aus dem Wok mit etwas Sojasoße?

Nüsse

Denken Sie an die Nüsse! Obwohl man sie nur selten isst, sind Nüsse sehr gesund! Ein paar Mandelstifte im Frühstücksmüsli oder gehackte Cashewkerne in einem asiatischen Gericht liefern wertvolle Mineralien und Fettsäuren, die in unserer Ernährung oft fehlen.

Obst

Es lohnt sich, Obst saisonal einzukaufen, denn so erhalten Sie die meisten wertvollen Nährstoffe.

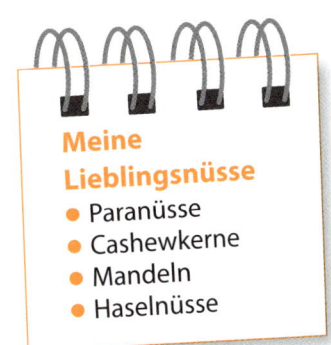

Meine Lieblingsnüsse
- Paranüsse
- Cashewkerne
- Mandeln
- Haselnüsse

Dritte Abteilung: Getreideprodukte und Hülsenfrüchte

Lebensmittel mit niedrigem GI
- Quinoa
- Vollkornreis
- Vollkornnudeln
- Linsen
- rote Bohnen
- Kichererbsen
- Vollkornbrot

Wie bereits angesprochen, sind Getreide und Hülsenfrüchte für die Versorgung mit Proteinen und komplexen Kohlenhydraten unverzichtbar – solange der glykämische Index niedrig bleibt.

Um welche Abteilungen sollte ich einen Bogen machen?

Für Lebensmittel gilt ganz allgemein: Genießen aber in Maßen. Wichtig ist, dass Sie sich abwechslungsreich ernähren und alles in vernünftigen Mengen zu sich nehmen. Das gilt für Fleisch und Getreideprodukte ebenso wie für Obst und Gemüse. Dennoch gibt es Lebensmittel, die tatsächlich schädlich sind und die man sich daher nur zu besonderen Anlässen, wie einem Candle-Light-Dinner am Samstagabend gönnen sollte oder wenn man bei einem *Cheat Meal* mit der Trainingspartnerin ausnahmsweise mal über die Stränge schlägt:

- fettes Fleisch (reich an gesättigten Fettsäuren),
- Lebensmittel mit viel Zucker (regt die Insulinproduktion und damit die Fetteinlagerung an),
- die berühmt-berüchtigten Fertigprodukte, von denen bereits die Rede war (essen Sie während Ihrer Sommerdiät lieber an Omega-3-Fettsäuren reichen Fisch).

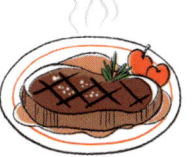

Was esse ich am besten?

Mithilfe einiger superleckerer Rezepte und Menütipps stellen Sie sich ganz leicht gesunde und ausgewogene Mahlzeiten zusammen.

Die Must-have-Snackbox
Anstelle von Plastikboxen sollten Sie sich Aufbewahrungsbehälter aus Glas zulegen, damit keine Plastikmoleküle in Ihr Essen gelangen.

Die richtige Planung macht's

Sollten Sie zu jenen Frauen zählen, die ständig verplant sind, machen Sie sich das Leben entschieden leichter, wenn Sie Ihre Mahlzeiten schon vorab zubereiten. Kochen Sie am Wochenende zwei oder drei Gerichte in ausreichender Menge, und bewahren Sie davon ein paar Portionen auf, um Sie dann unter der Woche im Büro oder nach einem langen Tag abends zu Hause zu essen. Auf diese Weise genießen Sie immer eine ausgewogene Mahlzeit, ohne täglich in der Küche stehen zu müssen. Sie werden sehen, das ist sehr viel besser, als immer nur Schinkenbrot.

Das ideale Frühstück

Auch wenn das Frühstück für viele nicht zu den richtigen Mahlzeiten zählt, ist es für unsere Ernährung wichtig und sollte wie die Hauptmahlzeiten sorgfältig zusammengestellt und (was Kohlenhydrate, Fette und Proteine angeht) ausgewogen sein. Wobei Sie morgens durchaus etwas mehr Obst (Kohlenhydrate) vertragen, welches die Energie für den Tag liefert.

Müsli

Müsli ist der Inbegriff eines gesunden Frühstücks. Es enthält wenig Zucker, ist dank der Haferflocken reich an komplexen Kohlenhydraten, die langsam aufgenommen werden, und durch die Nüsse ein Lieferant von guten Fetten und Proteinen. Da Müsli sehr nahrhaft ist, hilft es Ihnen, durch den Vormittag zu kommen, ohne beim Anblick eines Schokoriegels gleich wieder schwach zu werden. Zudem erhalten Sie alle Nährstoffe, die Sie brauchen, um in Form zu bleiben. Kaufen Sie Müsli vorzugsweise im Bioladen, ohne Zuckerzusatz, und essen Sie es mit einer pflanzlichen Milch (ebenfalls ohne Zuckerzusatz) wie Hafer- oder Reismilch.

Was kommt auf den Frühstückstisch?

- Als schnelle Energielieferanten: Obst oder ein Smoothie (den Sie auch mit Kokoswasser verdünnen oder zum Großteil aus Gemüse machen können, um den Kohlenhydratanteil und den GI zu senken).
- Als Kohlenhydratlieferanten: Müsli, Knuspermüsli oder Haferflocken.
- Für den Wasserhaushalt: Tee.
- Als Fett- und Proteinlieferanten: ein Ei oder gemischte Nüsse.

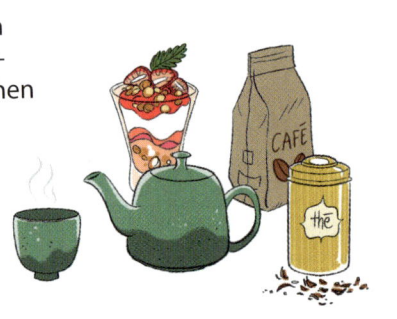

GESUNDE VEGANE PANCAKES (FÜR 4 PERSONEN)

- 250 g Weizenmehl (am besten Vollkorn)
- ½ Päckchen Backpulver
- 2 Päckchen Vanillezucker
- 2 EL gemahlene Mandeln
- 1 Prise Salz
- 400 ml Mandelmilch
- 2 EL Pflanzenöl
- Öl zum Ausbacken

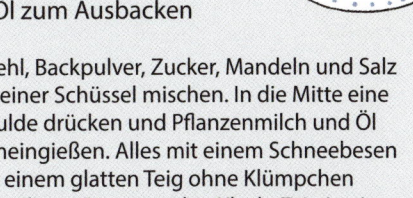

Mehl, Backpulver, Zucker, Mandeln und Salz in einer Schüssel mischen. In die Mitte eine Mulde drücken und Pflanzenmilch und Öl hineingießen. Alles mit einem Schneebesen zu einem glatten Teig ohne Klümpchen verrühren. Einen runden Klecks Teig in eine heiße, leicht gefettete Pfanne geben und von beiden Seiten goldbraun backen.

ENERGIE-KNUSPERMÜSLI (WOCHENRATION FÜR 1 PERSON)

- 120 g Haferflocken
- ca. 25 g Kokosraspel (nach Belieben)
- ca. 25 g gehackte Nüsse (Mandeln, Paranüsse, Haselnüsse, etc.)
- 50 ml Kokosöl
- ca. 40 ml Agavensirup (je nach Geschmack)

Backofen auf 170°C (Umluft) vorheizen. Haferflocken, Kokosraspel und Nüsse in einer Schüssel mischen. Öl und Agavensirup vermengen, dazugeben und das Ganze zu einer festen Masse verarbeiten. Den Teig in grobe Stücke zerpflücken und auf einem mit Backpapier ausgelegten Blech verteilen. Im Ofen ca. 20 Minuten backen und dabei gelegentlich wenden. Sobald das Knuspermüsli goldbraun ist, herausnehmen. Abkühlen lassen und in einem geeigneten Behältnis trocken und kühl aufbewahren.

FRÜHSTÜCKS-MUFFINS (ERGIBT CA. 10 STÜCK)

- 200 g Puderzucker (am besten aus Rohrohrzucker)
- 130 g Apfelmus
- 70 ml Pflanzenöl
- 1 EL Apfelessig
- ½ Päckchen Backpulver
- 1 TL Natron
- 250 g Weizenmehl (am besten Vollkorn)
- Schokostückchen oder -creme (zum Verfeinern)
- 100 ml Pflanzenmilch

Backofen auf 180°C (Umluft) vorheizen. Zucker, Apfelmus, Öl, Essig, Backpulver und Natron mit einem Schneebesen verrühren. Mehl und Schokostücken oder -creme dazugeben und unterrühren. Sobald der Teig glatt ist, die Pflanzenmilch dazugießen und gut verrühren. Den Teig in Silikonförmchen füllen (Vorsicht, nicht zu voll machen, er geht beim Backen noch auf) und im Ofen ca. 25 Minuten backen. Mit einem Zahnstocher prüfen, ob die Muffins durch sind, und nach dem Abkühlen aus den Förmchen nehmen.

Das beste Mittagessen

Mittags sollten Sie eine ausgewogene Portion aller drei Makronährstoffe auf dem Teller haben, von der mehr als ein Drittel aus **Gemüse** besteht. Generell sind kurze Garzeiten besser, wie beispielsweise die Zubereitung im Wok, weil so die Vitamine erhalten bleiben. Je länger die Garzeit, umso mehr Vitamine gehen verloren. Um verschiedene Vitamine und Mineralien zu erhalten, ist es wichtig, die Gemüsesorten zu variieren. Achten Sie darauf, eher mittags als abends eine etwas größere Ration an komplexen Kohlenhydraten (mit niedrigem GI) zu essen, damit Sie genügend Energie haben, den Tag ohne Hunger zu überstehen. Lassen Sie das Mittagessen auf gar keinen Fall ausfallen!

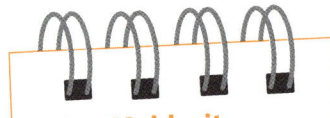

Meine Mahlzeit
- knapp ⅓ mageres Fleisch, Fisch oder Hülsenfrüchte
- knapp ⅓ Getreideprodukte mit niedrigem GI oder Hülsenfrüchte
- gut ⅓ Gemüse

KICHERERBSENSALAT (FÜR 2 PERSONEN)

- Essig
- Olivenöl
- Senf
- Salz und Pfeffer
- ein paar Sardellenfilets (nach Belieben)
- Muskat
- 1 Stange Sellerie
- 1 kleine Dose Kichererbsen

Essig, Öl, Senf, Salz und Pfeffer in einer Schüssel zu einer Vinaigrette verrühren. Sardellenfilets in kleine Stücke zerpflücken und mit etwas geriebener Muskatnuss dazugeben. Die Selleriestange in kleine Stücke schneiden und in die Schüssel geben. Die Kichererbsen in einem Sieb abspülen und ebenfalls dazugeben. Alle Zutaten mischen und gut gekühlt als Vorspeise oder Hauptgericht servieren.

ORIENTALISCHER ARTISCHOCKEN-BOHNEN-EINTOPF (FÜR 4 PERSONEN)

- 2 Zwiebeln
- 3 Knoblauchzehen
- Olivenöl
- 450 g geschälte Saubohnen (tiefgekühlt)
- 300 g geputzte Artischocken (tiefgekühlt)
- 1 EL Tomatenmark
- Salz und Pfeffer
- Cayennepfeffer
- 1 l Gemüsebrühe

Zwiebeln und Knoblauch schälen und klein hacken. Zwiebeln in einem Schuss Olivenöl andünsten, den Knoblauch dazugeben und alles 2 bis 3 Minuten weiterdünsten. Bohnen und Artischocken kurz mit anbraten, das Tomatenmark unterrühren und nach Geschmack salzen, pfeffern und mit Cayennepfeffer bestäuben. Das Ganze mit der zuvor erhitzten Gemüsebrühe bedecken und bei mittlerer Hitze köcheln lassen, bis das Gemüse weich und die Flüssigkeit reduziert ist. Mit einem Stück Fleisch oder gegrilltem Tofu heiß servieren.

Gute Snacks zwischendurch

Genau wie die Hauptmahlzeiten sollten auch Ihre Snacks ausgewogen sein und zu gleichen Teilen aus Proteinen, Kohlenhydraten und Fetten bestehen. Die ideale Lösung sind daher Protein-Pancakes, aber wenn Sie in Eile oder auf dem Weg ins Fitnessstudio sind, können Sie auch etwas Leichteres oder etwas, das schneller zuzubereiten ist, essen.

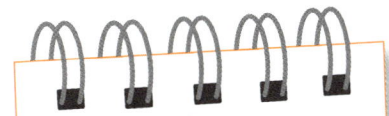

Meine Snacks
- Protein-Pancakes, Knuspermüsli oder Nüsse liefern Proteine und Fette
- Smoothies liefern Kohlenhydrate, Vitamine und Ballaststoffe

SCHNELLE PROTEIN-PANCAKES (FÜR 1 PERSON)

- 1 Banane
- 2 Eier
- 1 TL Kakaopulver
- 1 EL Kokosraspel
- Kokosöl zum Ausbacken
- rote Beeren (nach Belieben)

Banane schälen, grob schneiden. Mit den Eiern und dem Kakao im Mixer zu einem glatten Teig verarbeiten. Die Kokosraspel unterheben. Etwas Kokosöl in einer Pfanne erhitzen und den Teig in kleinen Klecksen von beiden Seiten backen. Nach Belieben mit roten Beeren bestreuen und heiß servieren.

ENERGIE-MÜSLI (FÜR 1 PERSON)

- 1 EL Honig
- 100 bis 150 g Quark
- 2 EL selbstgemachtes Knuspermüsli (siehe Seite 47)

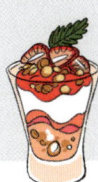

Den Honig in eine Müslischüssel geben, dann den Quark und zum Schluss das Knuspermüsli darüber schichten. Ist ein ideales Essen vor dem Sport!

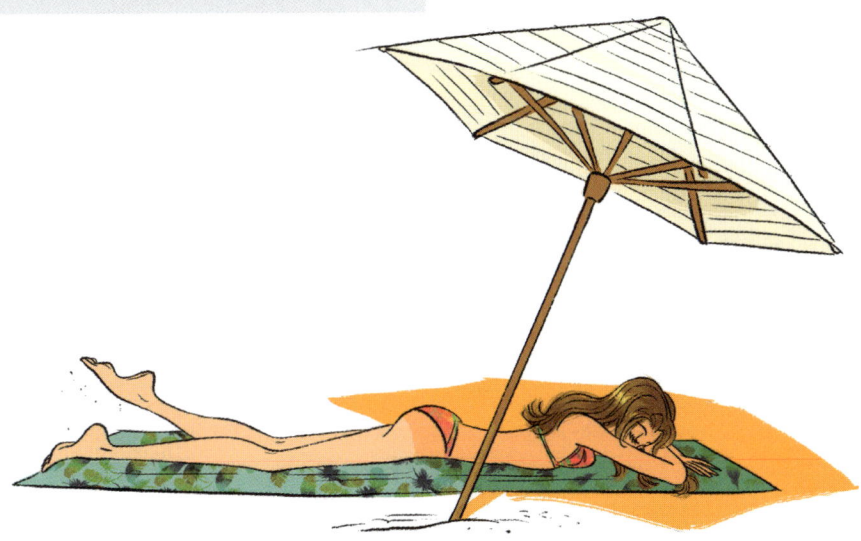

Das perfekte Abendessen

Achten Sie wie schon beim Mittagessen auch abends auf eine ausgewogene Zusammenstellung, die aus knapp einem Drittel Proteinlieferanten, knapp einem Drittel Kohlenhydraten mit niedrigem GI und gut einem Drittel Ballaststofflieferanten wie beispielsweise Gemüse besteht. Falls Sie sich vegetarisch oder vegan ernähren, können Sie Ihre Proteine und Kohlenhydrate natürlich auch aus nur einer Quelle, wie beispielsweise Kichererbsen, beziehen.

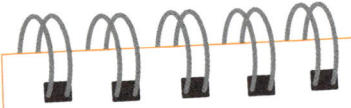

Meine Mahlzeit
- knapp ⅓ mageres Fleisch, Fisch oder Hülsenfrüchte
- knapp ⅓ Getreideprodukte mit niedrigem GI oder Hülsenfrüchte
- gut ⅓ Gemüse

ROTES GEMÜSECURRY (FÜR 4 PERSONEN)

- 250 g Vollkornbasmatireis
- 1 große Zwiebel
- 2 Schalotten
- 4 Karotten
- 200 g grüne Bohnen
- 1 Schälchen Champignons
- Olivenöl
- 2–3 EL rote Currypaste
- 2 TL Zitronenmelisse
- 2 TL gemahlener Ingwer
- Gemüsebrühe (wenn möglich selbstgekocht oder Bio-Instantpulver)
- 250 ml Kokosmilch
- Salz und Pfeffer
- 4 Scheiben japanischer Tofu

Reis nach Packungsanleitung kochen. Zwiebel und Schalotten schälen, klein hacken. Karotten schälen und klein schneiden. Bohnen und Champignons putzen, Pilze je nach Größe halbieren oder vierteln. In einer Pfanne etwas Olivenöl erhitzen, die Currypaste dazugeben und alles zu einer glatten Masse verrühren. Die Zwiebeln in der Paste andünsten. Karotten dazugeben und mitdünsten, dann Bohnen und Pilze in die Pfanne geben und mitbraten. Zum Schluss noch die Zitronenmelisse und den Ingwer hinzufügen Alles mit Gemüsebrühe bedecken und zugedeckt köcheln lassen, bis das Gemüse gar ist. Kokosmilch dazugießen und abschmecken. Tofu anbraten und mit Reis und dem Curry servieren.

Viele glauben, um nicht zuzunehmen, sollte man abends keine Kohlenhydrate mehr essen. Handelt es sich dabei aber überwiegend um Gemüse und Kohlenhydrate mit niedrigem GI, ist das gar kein Problem.

PROVENÇALISCHE GEMÜSESUPPE (FÜR 4 PERSONEN)

- 2–3 Schalotten
- Olivenöl
- 4 Knoblauchzehen
- 1 Packung Suppengemüse (natur, tiefgefroren)
- Salz und Pfeffer
- 1 Handvoll Suppennudeln
- 1 große Handvoll Basilikumblätter
- Parmesan nach Belieben

Schalotten schälen und klein hacken. In einem Topf einen Schuss Olivenöl erhitzen und Schalotten darin andünsten. Knoblauch schälen und hacken, kurz mitdünsten und dann das tiefgefrorene Gemüse dazugeben. Alles noch einen Moment weiterdünsten und nach Belieben salzen und pfeffern. Das Ganze mit Wasser bedecken und zugedeckt 5 Minuten köcheln lassen. Dann Nudeln dazugeben und weitere 10 Minuten fertiggaren. Die Suppe noch mal abschmecken, mit Basilikum und eventuell mit etwas Parmesan bestreuen und heiß servieren.

Schluss mit dem Knabbern!

Viele Leute lieben es, anstelle einer richtigen Mahlzeit eine wilde Ansammlung von Kleinigkeiten zu essen: ein paar Schnittchen als Vorspeise, dann ein Stück Quiche, danach etwas Käse und zum Abschluss noch etwas Süßes. Geht es Ihnen ähnlich? Wenn ja: Der Nachteil an dieser Angewohnheit ist, dass Sie sich nie wirklich im Klaren sind, was und wie viel Sie tatsächlich zu sich nehmen. Auf diese Weise essen Sie meist sehr viel mehr, als wenn Sie eine begrenzte Portion auf dem Teller haben. Dazu kommt, dass eine solche Mahlzeit selten ausgewogen ist. Für Ihre Linie sollten Sie sich daher angewöhnen, kleine Gerichte zu kochen.

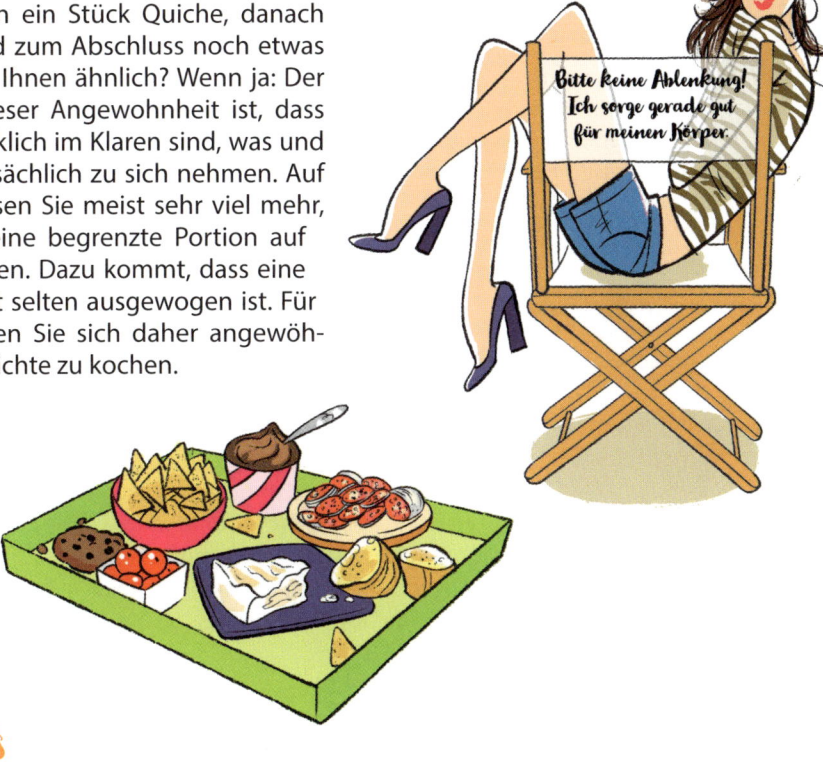

Bitte keine Ablenkung! Ich sorge gerade gut für meinen Körper.

Cheat Meals

Wer den Fitness-Stars in den sozialen Netzwerken folgt, ist über dieses Wort mit Sicherheit schon gestolpert. Unter einem *Cheat Meal* verstehen Sportler eine Mahlzeit, bei der alles erlaubt ist. Hamburger, Pizza, Eis … Man isst, worauf man Lust hat. Das überrascht Sie? Tatsächlich macht ein einzelnes superkalorienreiches Essen Ihre Anstrengungen nicht automatisch zunichte, auch wenn man anderes vermuten würde. Im Gegenteil, ein *Cheat Meal* hat sogar zwei positive Effekte: Zum einen erspart es Frust (der leicht dazu führt, dass man bei der ausgewogenen Ernährung etwas nachlässig wird), zum anderen regt

es den Stoffwechsel an und verhindert so, dass dieser sich verlangsamt. Kurz, Sie nehmen schneller ab. Wenn Sie am Samstagabend mit Ihrem Schatz nach dem Kino noch einen Kebab verdrücken, müssen Sie also absolut keine Schuldgefühle haben. Gönnen Sie sich ein bis zwei *Cheat Meals* die Woche.

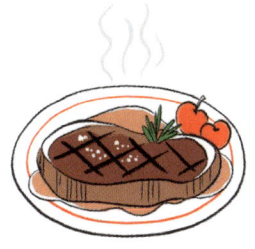

Beauty-Food: Ich esse mich schön für den Sommer

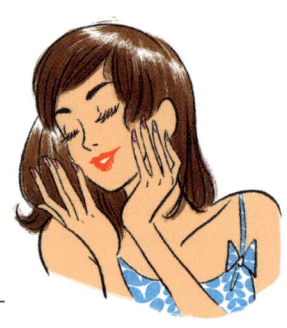

Zum Beweis, dass gesunde Ernährung tatsächlich ein Genuss ist, werde ich meine Lieblings-Beauty-Foods mit Ihnen teilen. Diese Nahrungsmittel sind nicht nur gesund, sondern verbessern tatsächlich auch Figur und Haut, sodass Sie sich, wenn Sie sie vor dem Sommer regelmäßig zu sich nehmen, besser und schöner fühlen werden.

Schönheitselixier Grüner Tee

Grüntee ist und bleibt der gesündeste Tee überhaupt. Er ist äußerst aromatisch und enthält viele Antioxidantien (zehn Mal mehr als Schwarztee), die den Alterungsprozess des Körpers verlangsamen und zudem noch unterstützend bei der Fettverbrennung wirken. Grüntee entwässert und wirkt so auch gegen Cellulite. Diverse Studien haben nachgewiesen, dass er die Gewichtsabnahme beschleunigt und dabei hilft, Falten und Hautkrankheiten vorzubeugen. Natürlich werden Sie allein mit Grüntee keine 5 Kilo pro Woche verlieren, aber wenn Sie täglich ein bis drei Tassen davon trinken, wirkt sich das als kleiner Teil Ihrer Diät positiv auf Ihre Gesundheit aus und verbessert, bevor Sie in den Urlaub fahren, das Erscheinungsbild Ihrer Haut.

Beauty-Garant Ananas

Die Ananas ist in Sachen Gesundheit und Gewichtsabnahme eine unverzichtbare Verbündete. Sie ist reich an Bromelain, einem Enzym, das fette Proteine zersetzt und so die Verdauung und die Darmtätigkeit anregt. Und eine gute Verdauung ist gleichbedeutend mit einem flachen Bauch. Die meisten Menschen, die sich über einen dicken Bauch beklagen, leiden in Wirklichkeit nämlich unter Verstopfung oder Blähungen. Aber auch aufgrund ihrer diuretischen und entgiftenden Wirkung ist die Ananas ideal für eine ausgewogene Ernährung. Außerdem zersetzt Bromelain auch das harte Eiweiß, das unsere Fettzellen umgibt und macht so die Haut weicher. Alles in allem tun Sie Ihrem Körper mit dieser leckeren Frucht also nur Gutes. Ob zum Dessert oder als Smoothie – frische Ananas geht immer! Sie liefert viele Ballaststoffe, entgiftet den Körper und sorgt im Sommer für einen fantastisch flachen Bauch!

Superfood Chiasamen

Diese kleinen Körner kommen aus Mexiko und wurden schon von den dortigen Ureinwohnern angebaut. Da sie gleich mehrere interessante Eigenschaften besitzen, liegen die wiederentdeckten Chiasamen derzeit voll im Trend. Sie sind nicht nur reich an Omega-3-Fettsäuren, sondern enthalten auch viel Kalzium, Magnesium und Ballaststoffe. Dank Omega-3, welches die Haut entwässert, regeneriert und abschwellen lässt, helfen diese kleinen Wundersamen, das Hautbild sichtbar zu verbessern.

Rezeptideen
Ganz unkompliziert können Sie Chia morgens im Müsli essen oder Sie weichen es über Nacht in pflanzlicher Milch ein und machen Pudding daraus. Da Chiasamen keinen dominanten Eigengeschmack hat, schmeckt er auch im Salat oder in einem Smoothie.

Schönheitsmittel Olivenöl

Olivenöl ist reich an ungesättigten Fettsäuren und enthält für die Gesundheit unverzichtbare Vitamine und Antioxidantien. Das bei Sportlern sehr beliebte mediterrane Öl hat eine (unbestritten) positive anti-katabole Wirkung. In anderen Worten, es bremst den Abbau von Muskeln und ist damit für Menschen, die gezieltes Muskeltraining betreiben, sehr zu empfehlen. Zudem wirken die im Olivenöl enthaltenen Polyphenole entzündungshemmend. Jedes Fit-Girl, das seine Muskulatur kräftigen (also einen knackigeren Hintern!) will und dabei noch Entzündungen vorbeugen möchte, sollte regelmäßig Olivenöl essen.

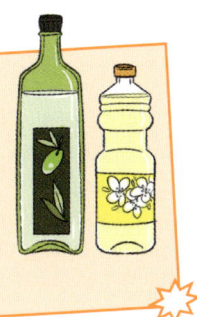

Rezeptideen
Olivenöl, dessen Aroma wunderbar mit Tomaten oder Avocados harmonisiert, lässt sich am unkompliziertesten in einem Sommersalat essen. Es gibt nicht einen Grund, auf dieses Öl zu verzichten!

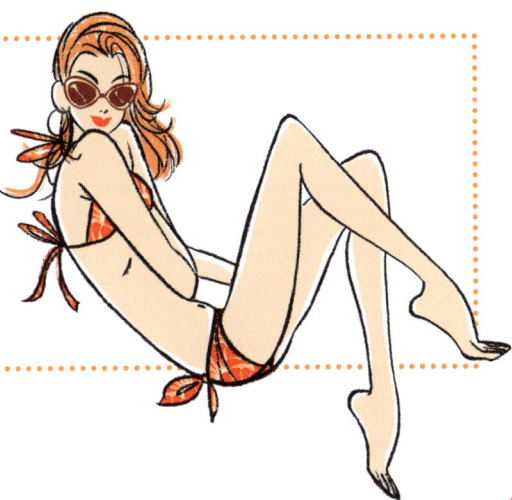

Herzlichen Glückwunsch! Ihr ausgewogener Ernährungsplan ist komplett! Sie sind in Hochform, leben in Einklang mit Ihrem Körper und auch Ihr Bauch fühlt sich wohl. Weiter so! Sie fühlen sich von innen heraus gut und nach Kapitel 3 werden Sie sicher auch mit Ihrem Äußeren mehr als zufrieden sein.

KAPITEL 3

Die perfekte Pflege für meinen Beach Body

Dank Fitnesstraining und einer neuen, gesunden Ernährung sind Sie bald schlank und muskulös, und um die Schönheitskur und Ihren Beach Body perfekt zu machen, fehlt jetzt nur noch das Von-Kopf-bis-Fuß-Verwöhnprogramm, um schön, braungebrannt und glücklich aus dem Urlaub zurückzukehren.

Kümmern Sie sich um Ihre Haut!

Im Sommer neigen wir dazu, unsere Haut ein wenig zu vernachlässigen. Obwohl die Sonne sie austrocknet und der Sand sie zusätzlich reizt, sind wir zu sehr damit beschäftigt, uns zu amüsieren, um genügend Zeit in ihre Pflege zu investieren. Wer schön braun werden und sich seine Bräune auch zu Hause noch lange erhalten will, kommt aber nicht umhin, sich auch um die Pflege der Haut zu kümmern. Denn mal ehrlich, wer will schon kleine Knitterfältchen am Dekolleté oder schuppig-trockene Haut an den Beinen? Schon ein paar Minuten Hautpflege täglich können wahre Wunder wirken.

Geheimtipp Peeling

Peeling ist DER Geheimtipp für eine schöne Bräune und gesunde, weiche Haut. Die abgestorbenen Hautzellen werden entfernt, wodurch die Haut nicht mehr matt und fleckig erscheint und Ihre Bräune einen schimmernden Glanz erhält. Zudem unterstützt ein Peeling die Zellerneuerung, Pflegemittel werden danach von den »lebenden« Zellen besser aufgenommen und die Haut erhält langfristig ein gesünderes Aussehen.

Welche Peelings gibt es?

Es gibt zwei Arten von Peeling: Bei der einen benutzt man ein Pflegeprodukt mit kleinen Körnern, für die andere (die nur für den Körper geeignet ist) werden beispielsweise ein rauer Handschuh und Seife verwendet. Möchten Sie sowohl das Gesicht als auch den Körper mit einem körnigen Produkt pflegen, sollten Sie darauf achten, für das Gesicht ein feines und für den Körper ein etwas gröberes Peeling zu benutzen.

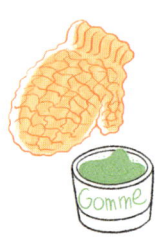

Wie oft wird ein Peeling angewendet?

Um die optimale Wirkung zu erzielen, sollte ein Peeling regelmäßig, mindestens ein-, maximal zweimal die Woche durchgeführt werden. Warum? Die Haut regeneriert sich sehr schnell und Sie würden sonst die meiste Zeit abgestorbene Zellen mit sich herumtragen. Für Frauen mit einer eher fettigen und dicken Haut ist ein Peeling zweimal die Woche angebracht. Bei dünner und empfindlicher Haut empfiehlt es sich hingegen nur einmal die Woche. Egal welchen Hauttyp Sie haben, ein regelmäßiges Peeling sollten Sie sich auf jeden Fall gönnen – aber achten Sie auf das richtige Produkt.

Welches Peeling ist das richtige?

Entscheiden Sie sich einfach für die Methode, die Ihnen mehr zusagt. Ein Peeling mit dem Handschuh hat den Vorteil, dass es schnell geht, Sie verzichten dabei jedoch auf den Entspannungseffekt, sowie die angenehme Textur und den Duft eines Körnerpeelings. Probieren Sie verschiedene Produkte aus – Gel, feste oder flüssige Creme – und finden Sie das für Sie passende. Ein Peeling sollte immer ein Genuss sein!

Vorsicht!
Benutzen Sie niemals ein Peeling, nachdem die Haut der Sonne ausgesetzt war. Wer einen Strandurlaub plant, sollte seine Peelings schon zu Hause durchführen, um die Haut während der Ferien nicht zusätzlich zu reizen.

DO IT YOURSELF! ZUCKERPEELING

Verrühren Sie 2 EL Haushaltszucker mit 2 EL Biopflanzenöl (Kokosöl, Mandelöl etc.) und 1 TL naturbelassenem Honig (optional). Wenn Sie mögen, können Sie dem Peeling auch noch einen Tropfen (hochwertiges, nicht synthetisches Bio-) Parfümöl wie beispielsweise Rosen- oder Zitronenöl hinzufügen. Zuckerkörner sind relativ hart und daher eher für ein Körperpeeling geeignet, da die Haut dort weniger empfindlich ist als im Gesicht. Das Pflanzenöl macht die Haut weich, während der Honig Feuchtigkeit spendet.

DO IT YOURSELF! TEEPEELING

Kochen Sie sich eine Tasse Bio-Grüntee. Während Sie die gemütlich trinken, lassen Sie den Beutel abkühlen, schneiden ihn anschließend auf und verrühren den Inhalt mit 1 EL gemahlenen Mandeln und 2 EL Mandelöl zu einer Paste. Dieses milde, feinkörnige Peeling können Sie für Gesicht und Dekolleté verwenden oder bei empfindlicher Haut für den ganzen Körper.

Und so geht's

Manche Bereiche, wie beispielsweise die Ellbogen oder Knie, wo die Haut dicker und rauer ist, benötigen ein etwas intensiveres Peeling. Hier können Sie es etwas kräftiger einmassieren. Besonders empfindliche Hautpartien wie beispielsweise die Brust oder Bereiche mit Pickeln sollten Sie hingegen schonen, um die Haut nicht zusätzlich zu irritieren. Gehen Sie dort extrem behutsam vor. Waschen Sie das Peeling anschließend mit viel klarem Wasser ab. Noch ein Tipp: Am besten probieren Sie ein selbstgemachtes Peeling immer erstmal am Handrücken aus, um sicherzugehen, dass Ihre Haut es auch gut verträgt.

Unverzichtbar: Feuchtigkeits-pflege

Im Sommer ist unsere Haut deutlich mehr Reizen ausgesetzt als im Winter. Sonne, Salz und Chlor trocknen sie zusätzlich aus, weshalb es wichtig ist, sie mit ausreichend Feuchtigkeit zu versorgen.

Und so geht's

Trocknen Sie sich nach dem Duschen behutsam ab und tragen Sie eine gute Feuchtigkeitscreme auf. Lassen Sie nichts aus: Beine, Rücken, Gesicht, Brust. Wenn Sie die Zeit dazu haben, ist es auch kein Fehler, sich zweimal täglich komplett einzucremen. Damit wirken Sie dem Austrocknen der Haut durch die Sonne entgegen und verhindern eine Krokodillederhaut. Morgens empfiehlt sich eine etwas flüssigere Creme oder Körpermilch, die verhindert, dass sich die Haut tagsüber »fettig« anfühlt. Abends hingegen können Sie ruhig eine reichhaltigere Creme auftragen, die die Haut über Nacht mit allem versorgt, was sie braucht.

Die richtige Feuchtigkeitscreme

Was Kosmetik angeht, empfehle ich zwar prinzipiell Bioprodukte, aber bei Feuchtigkeitscreme tue ich das ganz besonders. Da diese (im Gegensatz zu einem Peeling, das man abwäscht) von der Haut komplett absorbiert wird, ist es noch wichtiger, dass sie zu 100 Prozent natürlich ist. Meiden Sie Produkte, die Silikon, Paraffin oder Parabene enthalten, und entscheiden Sie sich für eine Creme, die auf natürlichem Pflanzenöl wie beispielsweise Mandelöl basiert.

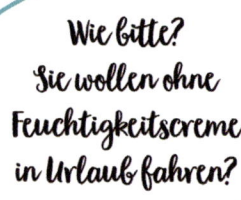

Wie bitte? Sie wollen ohne Feuchtigkeitscreme in Urlaub fahren?

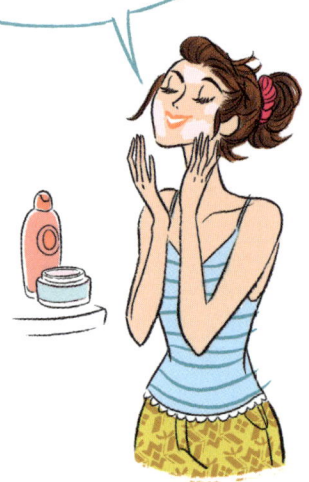

Feuchtigkeitspflege: Plan B

Sie stellen beim Auspacken Ihrer Koffer fest, dass Sie die Feuchtigkeitscreme vergessen haben? Keine Panik! Ein natürliches Öl wie Kokosöl tut es auch. Öle sind zwar wider Erwarten nicht »feuchtigkeitsspendend«, bilden aber eine Schutzschicht, die eine Dehydrierung der Haut verhindert und sie von innen nährt. Reiben Sie sich nach dem Duschen also ruhig damit ein.

Die Lippen

Die Lippen werden oft vergessen, dabei sollte man sie auf gar keinen Fall vernachlässigen. Die superdünne Haut verbrennt in der Sonne sehr schnell, egal, ob es draußen kalt oder heiß ist. Tragen Sie daher regelmäßig einen natürlichen Balsam oder eine Pflanzenbutter wie Kakao- oder Sheabutter auf.

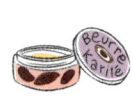

Was tun für eine schöne Bräune?

Es ist unbestreitbar, wer einen gesunden, dunklen Teint hat, sieht einfach besser aus, weshalb auch Sie Ihre natürliche Bräune sicher gerne hervorheben. Haben Sie es schon einmal mit einem Trockenöl versucht? Der leichte Ölfilm legt sich auf die Haut und bringt Ihren Teint und damit Ihre Konturen besser zur Geltung. Viele Hersteller bieten derzeit auch schimmernde Varianten an, welche die Sonnenbräune auf wunderbare Weise unterstreichen. Ideal, wenn Sie abends ausgehen!

Der Sonnenschutz

Endlich ist es so weit. Sie sind im Urlaub und haben nur noch eines im Kopf: sich so schnell wie möglich eine sexy Bräune zu holen. Aber wäre es nicht furchtbar, wenn Sie stattdessen krebsrot würden? Egal welche Schutzmaßnahmen Sie gegen die Sonne ergreifen (Hut, Sonnenschirm, Tabletten etc.), eine gute Sonnencreme ist durch nichts zu ersetzen. Und je nach Hauttyp und Intensität der Sonne ist es zudem entscheidend, den richtigen Schutzfaktor auszuwählen, um Hautkrebs sicher vorzubeugen.

Helle und sehr helle Haut

Wenn Sie eine fast weiße Haut haben und schnell rote Flecken bekommen, zählen Sie bestimmt zu jenen Frauen, die sich schon bei den ersten Sonnenstrahlen einen Sonnenbrand holen. Benutzen Sie daher immer eine Creme mit Sonnenschutzfaktor 50. Dies ist der höchste erhältliche Faktor und bietet für den angegebenen Zeitrahmen einen kompletten Schutz.

Mittelhelle Haut

Wenn Sie eine helle Haut haben, aber nur selten und nachdem Sie lange der Sonne ausgesetzt waren einen Sonnenbrand bekommen, haben Sie eine mittelhelle Haut. Ist die Sonne an Ihrem Urlaubsort sehr intensiv, benutzen Sie je nach Wetter am besten eine Creme mit einem Schutzfaktor zwischen 30 und 50.

Dunkle Haut

Auch wenn Ihre Haut dunkel und kaum empfindlich gegen Sonne ist, und Sie, ohne einen Sonnenbrand zu bekommen, schnell braun werden, sollten Sie nicht auf eine schützende Sonnencreme verzichten. Denn diese wirkt nicht nur dem Alterungsprozess der Haut entgegen, sondern schützt auch vor Hautkrebs. Für Sie ist eine Creme mit Schutzfaktor 30 die geeignetste.

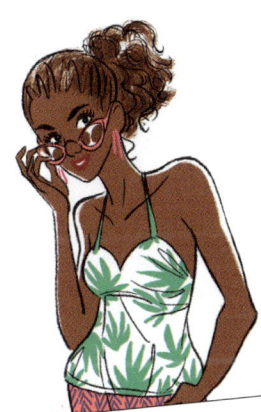

Auch wenn Sie eine Creme mit einem sehr hohen Schutzfaktor benutzen, dürfen Sie nicht vergessen, diese nach spätestens 2 Stunden (insbesondere wenn Sie Schwimmen waren) erneut aufzutragen. Nur so bleibt der Schutz erhalten. Benutzen Sie auch dann eine Sonnencreme, wenn der Himmel bewölkt ist. Die Mittagszeit sollten Sie grundsätzlich im Schatten verbringen und sich etwas überziehen, sobald Sie die erste noch harmlose Hautirritation bemerken.

Haarpflege

Wie unsere Haut sind auch unsere Haare, die oft schon unter dem Föhnen, dem Glätteisen und dem Färben zu leiden haben, im Sommer zusätzlichen Strapazen ausgesetzt. Die Sonne schädigt die Fasern und das Salz trocknet das Haar noch zusätzlich aus. Hier also ein paar rettende Tipps, die verhindern, dass Sie nach der Rückkehr aus dem Urlaub sofort zum Friseur laufen und die Haare ein gutes Stück abschneiden lassen müssen.

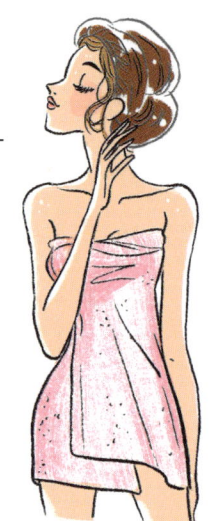

Vor dem Urlaub

Bereiten Sie Ihr Haar schon einen Monat vor der Abreise auf den Sommerurlaub vor, indem Sie zweimal die Woche eine Pflegepackung auftragen. Benutzen Sie kein Glätteisen oder andere Hitze erzeugende Geräte und lassen Sie das Färben (auch Strähnchen) wenn möglich bleiben.

Sie strapazieren sonst Ihr Haar vor einer ohnehin belastenden Phase nur noch mehr. Außerdem werden Haare im Sommer in der Regel eh heller. Nutzen Sie also lieber die Ferien und lassen Sie sich die Strähnchen kostenlos und ganz ohne Chemie von der Sonne bleichen. Denn die Mittel, die Ihrem Haar seine lebendig leuchtende Farbe oder Ihren Strähnchen den roten oder blonden Schimmer geben, schädigen Ihre Haarfasern ganz beträchtlich. Wer hätte das gedacht …

Am Strand

Ein Muss: der Sonnenhut

Das Beste, was Sie zum Schutz Ihrer Haare tun können, ist ganz einfach eine Kopfbedeckung zu tragen. Sie schützt nicht nur vor schädlichen Sonnenstrahlen, sondern behütet Sie auch vor Hitze, einem Sonnenstich und davor, sich Ihr hübsches Gesicht zu verbrennen. Ein Hut hat also nichts als Vorteile. Leisten Sie sich ein echt schickes Modell, damit Sie auch Lust haben, es oft zu tragen. Mit Hut sind Sie nicht nur geschützt, sondern auch voll im Trend!

Haaröl

Um Ihre Mähne vor Meersalz zu schützen, können Sie sie zum Beispiel mit Monoi-Öl einreiben. Ich mache das am liebsten direkt vor dem Schwimmengehen. Das Haar lässt sich so leicht zu einem hübschen Knoten binden und es fallen nicht ständig störende Strähnen ins Gesicht. Und ganz unter uns, diesen Kokosduft finde ich einfach unwiderstehlich!

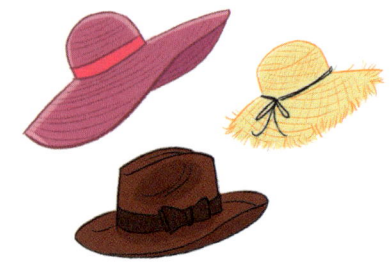

Sonnenschutz fürs Haar

Es gibt Haarpflegeprodukte, die wie eine Sonnencreme wirken und das Haar, insbesondere wenn es lange der Sonne ausgesetzt ist, schützen. Manche dieser Produkte taugen dank dem darin enthaltenen Keratin sogar zur brasilianischen Haarglättung.

Haare schützen leicht gemacht

Die einfachste Methode die Haare zu schützen, ist und bleibt aber, sie einfach zusammenzubinden! Es gibt viele Frisuren, ich spreche immer von Schutzfrisuren, in denen Sie Ihr Haar vor der Sonne, der Gischt und dem Salz verstecken können. Damit es funktioniert, müssen die Haare nur so ineinander verschlungen sein, dass möglichst wenige den Einflüssen von außen ausgesetzt sind.

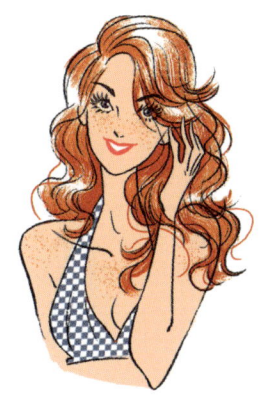

> Eine besonders elegante Frisur, die die Haare schützt und für die Sie nichts weiter als ein Haargummi benötigen, ist der französische Zopf.
> Einen eher romantischen Look verleiht Ihnen ein lockerer Knoten, der nicht an den Haaren zerrt. Mit nur wenigen Haarnadeln ist er im Handumdrehen hochgesteckt.

Zurück im Hotel

Shampoo

Zurück vom Strand oder Pool sollten Sie Ihr Haar unbedingt waschen und gründlich von Salz, Sand oder Chlor befreien. Wenn Sie täglich baden gehen und daher gezwungen sind, Ihre Haare sehr oft zu waschen, empfiehlt sich dazu ein besonders mildes Shampoo, das weder die Haare noch die Kopfhaut angreift.

Föhnen

Ganz allgemein ist es immer besser, den Föhn und das Glätteisen im Sommer erst gar nicht zu benutzen. Profitieren Sie von den warmen Temperaturen und lassen Sie Ihr Haar an der Luft trocknen. Und wenn Ihnen Ihre Locken im Weg sind, können Sie sie ganz einfach mit schicken Zöpfen oder diversen Accessoires bändigen.

Spülung

Verwenden Sie nach dem Waschen eine Repair-Spülung. So werden Sie lästige Knoten los und können Ihr Haar problemlos, ohne es zu schädigen, durchkämmen. Unter Umständen ist eine Spülung jedoch nicht ausreichend, weshalb Sie zusätzlich einmal die Woche eine gute Haarkur anwenden sollten, die das Haar intensiv mit Nährstoffen versorgt. Hier empfehlen sich Bioprodukte, die reich an natürlichen Inhaltsstoffen wie Sheabutter, Mandel- oder Kokosöl sind. Von silikonhaltigen Haarkuren, die das Haar nur glätten, ohne es zu reparieren, lassen Sie besser die Finger.

Tricks gegen Orangenhaut

Obwohl alle Frauen mehr oder weniger mit Cellulite zu kämpfen haben, ist Orangenhaut kein unabwendbares Schicksal. Wenn Sie also nicht vorhaben, Ihren Bikini gegen einen Neoprenanzug einzutauschen, setzen Sie die folgenden Tipps am besten umgehend in die Tat um.
Sagen Sie der Cellulite den Kampf an und werden Sie sie ein für alle Mal los.

Damit diese Tricks auch Wirkung zeigen, sind eine gesunde Ernährung und regelmäßiger Sport natürlich unverzichtbar.

Peeling aus Kaffesatz

Ein Peeling lässt die Haut glatter erscheinen und Koffein hat sogar den Ruf, Orangenhaut verschwinden zu lassen. Was spricht also dagegen, den Satz Ihres Frühstückskaffees als einfaches und billiges Mittel gegen Unebenheiten und zur Entfernung toter Hautpartikel zu verwenden? Wenn Sie wie ich morgens nichts lieber riechen, als den Duft von Kaffee, werden Sie begeistert sein! Selbstverständlich bekommen Sie Kaffeepeeling in jedem auf Pflegeprodukte spezialisierten Geschäft, aber es ist auch ganz einfach selbst herzustellen.

DO IT YOURSELF! KAFFEEPEELING

Mischen Sie 2 EL Kaffeesatz mit 2 EL Kokosöl und tragen Sie es auf die gewaschene noch feuchte Haut auf. Massieren Sie die Haut mit dem Peeling, insbesondere an den unebenen Stellen, und waschen Sie es wieder ab. Wegen des Kokosöls können Sie danach auf eine Feuchtigkeitscreme verzichten.

Massagen

Haben Sie sich auch schon Anti-Cellulite-Cremes gekauft und waren von dem Ergebnis dann schwer enttäuscht? Wahrscheinlich haben Sie die Cremes nach dem Duschen einfach nur hopplahopp aufgetragen – und genau das war der Fehler. Denn echte Resultate erzielt man erst durch gründliches Massieren der betroffenen Stellen in sanften kreisenden Bewegungen. Wie beim Sport sind auch hier Konsequenz und Regelmäßigkeit die besten Wege zum Erfolg. Wählen Sie ein eher fettiges Cellulite-Öl, das von der Haut langsamer aufgenommen wird, und zwingen Sie sich damit zu einer gründlichen Massage. Sie werden sehen, in kürzester Zeit ist Ihre Haut so glatt wie ein Babypopo. Und wem das ein wenig zu anstrengend ist, der kann auch ein Massagegerät die Arbeit für sich machen lassen.

Um besonders widerspenstige Hautpartien gründlich zu bearbeiten, bevorzuge ich persönlich spezielles Cellulite-Öl.

Der richtige Bikini

Sie glauben, je knapper ein Bikini, umso mehr treten Ihre kleinen Mängel in den Vordergrund? Falsch! Hier verrate ich Ihnen, welcher Bikini Ihre Vorzüge am besten zur Geltung bringt.

Kombis sorgen für mehr Stil

Sie haben wie jede Frau, die etwas auf sich hält, mindestens drei oder vier Bikinis im Schrank? Das trifft sich gut: denn je mehr Badesachen Sie haben, umso besser können Sie Ihren Look aufpeppen, indem Sie verschiedene Modelle, Farben und Schnitte miteinander kombinieren. Ihrer Fantasie sind keine Grenzen gesetzt! Hier ein paar grundsätzliche Tipps, die einen modischen Faux pas verhindern.

Do's

 Kombinieren verschiedener Schnitte: Dreiecks-, Push-up- und Bandau-Tops mit Shorts, Slips oder Tangas.

 Kombinieren unterschiedlicher Farben. Aber achten Sie auf die Intensität der Farben: grell mit grell, Pastelltöne mit Pastelltönen.

 Und für die modisch versierten unter Ihnen … Kombinieren verschiedener Muster. Ein Mustermix kann topstylisch sein, ist aber riskant. Lassen Sie, wenn Sie nicht absolut sicher sind, also lieber die Finger davon.

Don'ts

 Kombinieren einfarbiger Teile mit gemusterten Teilen, in denen diese Farbe nicht enthalten ist – grenzt an Geschmacksverirrung.

 Kombinieren verschiedener Materialien, beispielsweise eines glatten, glänzenden Stoffs mit verwaschener Baumwolle, die womöglich schon anfängt zu fusseln – nicht gerade sexy.

 Strass-Bikinis à la Paris Hilton am Pool. Diese Modelle sind nur selten für den Strand geeignet, denn die hübschen Steinchen verabschieden sich ziemlich schnell – blingbling!

Der richtige Bikini für meine Figur

Nicht jeder Bikini steht jedem Frauentyp. Entscheidend ist, dass er Ihre Vorzüge zur Geltung bringt.

- Großer Busen ➜ ein stabiles Oberteil, das stützt und die Brust betont.
- Kleiner Busen ➜ ein gepolstertes Oberteil, gerafft oder mit Rüschen, das für mehr Volumen sorgt.
- Bäuchlein ➜ Bikini oder Badeanzug, der kaschiert, aber sexy ist.
- Breite Hüften oder flacher Po ➜ Brazilian Bikinislip.

Die am Po höher geschnittenen Brazilian Slips, sind für viele Figuren sehr vorteilhaft, weshalb sie auch immer häufiger zu finden sind. Ein sehr runder Po wirkt kleiner und ein flacher Po bekommt mehr Volumen.

Haarentfernung durch Epilieren

Sie wollen wissen, wie Sie unliebsame Härchen schmerzfrei entfernen? Sollten Sie sich bislang wider besseres Wissen aus Gewohnheit rasiert haben, ist es jetzt an der Zeit, auf Wachs umzusteigen. Das Enthaaren mit Wachs geht genauso schnell und hat dabei viele Vorteile: Es ist sanfter, hält länger vor, reizt die Haut nicht und es brennt nicht, wenn Sie in Kontakt mit Meerwasser kommen. Hier das Rezept und Tipps, wie Sie Hautrötungen und ein Nachwachsen der Haare verhindern, des belgischen Bloggers **Julien Kaibeck:**

ENTHAARUNGSWACHS AUF ZUCKERBASIS (FÜR 300 G)

- 300 g Zucker
- 1 EL Honig
- 1 Prise Salz
- Saft einer halben Zitrone

Den Zucker mit ca. 10 cl Wasser in einem Topf mischen, Honig und Salz hinzufügen und alles mit einer Gabel verrühren. Die Mischung auf hoher Flamme unter ständigem Rühren erhitzen. Sobald das Ganze anfängt Blasen zu bilden, die Hitze verringern und den Zitronensaft dazugeben. Dann erneut bei starker Hitze unter Rühren ca. 15 Minuten köcheln, bis eine weiche, goldene Karamellmasse entsteht. Zur Probe mit dem Löffel ein wenig von der Masse entnehmen und auf einen mit kaltem Wasser befeuchteten Teller tropfen lassen. Wird der Tropfen fest, ist das »Wachs« gut. Sobald die Masse nur noch lauwarm ist, einen Batzen davon mit der zuvor mit kaltem Wasser befeuchteten Hand entnehmen und mit den Fingerspitzen durchkneten, bis sie heller wird und perlmuttfarben schimmert. Mit den Fingern auf die zu enthaarenden Hautpartien streichen und entgegen der Haarwuchsrichtung ruckartig abziehen. Die Finger dabei immer wieder befeuchten.

Ich vermeide Hautrötungen

Sie leiden nach dem Epilieren unter Rötungen und eventuell auch Juckreiz? Dann geben Sie drei Tropfen Aloe-Vera-Gel und drei Tropfen Calendulaöl in die Handfläche, verreiben das Ganze zu einer Emulsion und tragen diese auf die betroffenen Stellen auf. Bei sehr empfindlicher Haut wiederholen Sie den Vorgang in den 24 Stunden nach der Enthaarung drei- bis viermal.

Ich verhindere das Nachwachsen der Haare

Nun, ganz wird das leider nicht möglich sein, aber Sie können das erneute Sprießen der Härchen mit dem in Nordafrika und Spanien üblichen Erdmandelöl verlangsamen. Dieses feine Öl, das zudem angenehm riecht und wie eine Feuchtigkeitspflege wirkt, wird am Tag nach der Enthaarung und dann zwei Wochen lang täglich in die epilierten Hautstellen einmassiert.

Rezept und Tipps auf dieser Seite sind aus Julien Kaibecks Buch **Bien-être au naturel** (in französischer Sprache, siehe auch Seite 94).

Das passende Make-up für den Strand

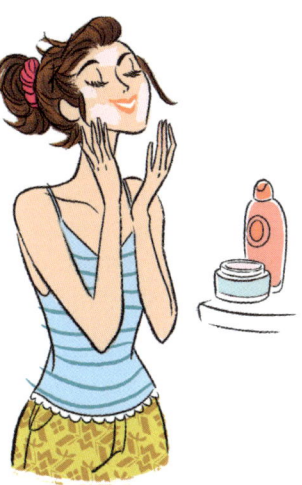

Muss man sich für den Strand überhaupt schminken? Tatsächlich ist es nicht wirklich sinnvoll, sich Sonnencreme auf die Grundierung zu schmieren, und wenn sich Make-up mit Schweiß vermischt, kann das zudem die Poren verstopfen und zu hässlichen Pickeln führen. Ohne Make-up werden Sie sich daher sicher wohler fühlen und für eine schöne Urlaubsbräune ist es ohnehin besser, das Make-up wegzulassen. Das heißt aber nicht, dass Sie mit Ringen unter den Augen und ungepflegten Augenbrauen herumlaufen müssen. Hier ein paar Tipps, wie Sie am Strand auch ohne komplettes Make-up glänzen können!

Das Beste für meinen Teint

Auch wenn die Pflege der Gesichtshaut normalerweise ein Muss ist, sollten Sie in der Sonne auf Gesichtskosmetik zu Gunsten eines guten Sonnenschutzes (der extrem wichtig ist!) verzichten. Sie werden sonst nicht vor Schönheit strahlen, sondern aus anderen Gründen »leuchten«.

Wie sorgen Sie also für den perfekten Teint? Gönnen Sie sich ein paar Tage vor Ihrem Urlaub ein gründliches Peeling und eine gute Pflege, damit Ihre Gesichtshaut, wenn es dann los geht, so strahlend und glatt wie nur möglich ist. Ab Tag X lassen Sie die Haut einfach atmen. Die Sonne wird für eine gesunden Bräune und ein gutgelauntes Lächeln sorgen, das jede kleine Unreinheit überstrahlt.

Was darf geschminkt werden?

Zunächst die Brauen

Geben Sie Ihrem Gesicht ohne viel Aufwand einen neuen Look, indem Sie Ihre Augenbrauen mit einer wasserfesten Pomade aufpeppen. Das wird Ihrem Blick mehr Intensität verleihen. Pomade zerfließt nicht, wenn Sie schwitzen, und hält auch im Wasser.

Die Augen

Setzen Sie hier auf wasserfeste Mascara, mit der Sie bedenkenlos schwimmen gehen können. Da Wimperntusche nicht mit der Haut in Kontakt kommt, besteht auch keinerlei Risiko, dass sie in der Hitze verläuft. Farbige Varianten wie beispielsweise Türkis, die im Alltag oft eher unangebracht sind, sorgen für den richtigen Pep. Ein Strandurlaub ist immer eine gute Gelegenheit, einmal etwas mehr Farbe zu zeigen! Gestylte Wimpern und Brauen sind diskret, stören am Strand nicht und machen Ihr Gesicht sofort lebendiger.

Der Mund

Der absolute Hit für den Sommer ist getönter Lipgloss. Er ist der krönende Abschluss jedes schnellen, aber effektiven »Strand-Make-ups« und schlägt gleich zwei Fliegen mit einer Klappe: Er schützt die Lippen effektiv vor dem Austrocknen durch Sonne, Wind und Salz und verleiht ihnen gleichzeitig mehr Volumen. Und ein Hauch von Rot oder Rosé hat immer etwas Frisches.

Meine Sommermaniküre

Der Sommer ist die ideale Zeit, um die Nägel ganz nach Lust und Laune zu lackieren. Da die Hände gebräunt sind, kommen auch blasse Nagellacktöne schön zur Geltung, und wer auf knallige Farben steht, kann es mal so richtig krachen lassen.

Die Vorarbeiten

Bevor Sie Ihre Nägel lackieren, sollten diese sauber, ordentlich gefeilt und komplett von altem Lack befreit sein. Schon allein aus dem Grund, dass neuer Lack auf gut gepflegten Nägeln sehr viel besser hält.
Feilen Sie Ihre Nägel entsprechend ihrer natürlichen Form. Das heißt, auch wenn mandelförmige Nägel gerade in sind, sollten Sie sich diesem Trend mit von Natur aus eckigen Nägeln nicht unbedingt anschließen. Und ebenso sollten von Natur aus runde Nägel natürlich nicht eckig gefeilt werden. Entscheiden Sie sich für eine Form, die zu Ihnen passt!

Wie feile ich meine Nägel richtig?
Ideal sind große, professionelle Feilen aus Pappe, die nicht nur doppelt so lange halten wie andere Feilen, sondern mit ihren verschiedenen Oberflächen auch effizienter sind. Benutzen Sie die gröbere Seite, um die Nägel zu kürzen, und die feine, um ihnen den letzten Schliff zu geben. Feilen Sie stets von außen nach innen, nie vor und zurück. So verhindern Sie, dass die Nägel splittern.

Welche Nagelform passt zu mir?
- Ich habe parallele Nägel: Nagelbett und Nagelspitze sind gleich breit.
  Lange Nägel ➜ eckig, abgerundet, oval.
  Kurze Nägel ➜ eckig, rund.

- Ich habe fächerförmige Nägel: Das Nagelbett ist schmaler als die Nagelspitze.
  Lange Nägel ➜ oval, mandelförmig.
  Kurze Nägel ➜ rund.

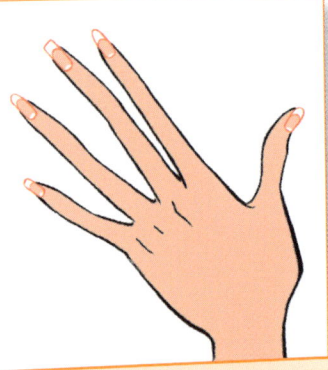

Kleiner Tipp am Rande: Trockneröle
Diese Öle, die von verschiedenen Marken vertrieben werden, lassen Nagellack in Rekordzeit trocknen. Sehr praktisch für Frauen, die nicht bereit sind, jedes Mal 30 Minuten ihrer kostbaren Ferienzeit zu opfern, während Sie darauf warten, dass der Nagellack trocknet.

Die Grundierung

Vergessen Sie auf keinen Fall, vor der Farbe eine Schicht Unterlack (Base Coat) aufzutragen. Dieser sorgt nicht nur dafür, dass der Nagellack besser hält, sondern verhindert auch, dass die Nägel gelb werden oder nach dem Entfernen des Lacks einen Rosastich behalten. Ebenso ist es sinnvoll, nachdem der Nagellack trocken ist, noch eine Schicht Überlack (Top Coat) aufzutragen. Das gibt Ihren Nägeln mehr Glanz und macht die Lackierung haltbarer.

Sommerfarben

Ganz gleich, ob Sie sich für einen ultrahellen Ton entscheiden, ein blasses Rosé etwa, leicht transparent (damit es nicht wie schnödes Weiß wirkt), oder passend zu Ihren Accessoires für eine klare oder knallige Farbe, wie Magenta oder Moosgrün, entscheidend ist nicht die Farbe selbst, sondern ob diese zu Ihrem Teint passt. Von Beigetönen, die Ihrem Hautton sehr ähnlich sind, sollten Sie beispielsweise die Finger lassen und sich stattdessen für einen Ton heller oder dunkler entscheiden. Mit diskreten Kontrasten punkten Sie immer.

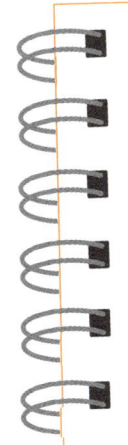

Farben, die funktionieren:

Wenn Sie helle Haut haben,
sind Pastellfarben sowie neutrale Rosé- und Grautöne geeignet.

Wenn Sie einen goldenen Hautton haben,
passen alle neutralen und grellen Farben sowie Pflaumenblau und Aubergine.

Wenn Sie der dunkle Hauttyp sind,
stehen Ihnen knallige und etwas kräftigere neutrale Farben.

Und was ist mit Nailart?

Nichts ist sommerlicher als fantasievolle, trendige Nägel. Aber auch bei einer Französischen Maniküre ist drauf zu achten, dass sie den heißen Temperaturen angepasst, also etwas leichter und luftiger ist.

Die Grenze zum schlechten Geschmack ist hier schnell überschritten. Wählen Sie Ihr Design mit Bedacht: sommerliche Motive in Tuttifrutti-Farben oder Blumen, Strassmuster auf einem natürlichen Lackton, ethnische Motive, bunte, kunstvolle Pop Art, Meeresmotive oder grafische Muster in Blautönen … Bringen Sie Abwechslung auf die Finger und lockern Sie Ihren Look durch variierende, unterschiedlich dichte Motive auf.

Sie können sich auch von der Kreativität der »Nailistas« im Internet inspirieren lassen, die Ihnen zeigen, wie Sie Ihre Ideen zu Hause verwirklichen.

Vergessen Sie nicht, ein Fläschchen Nagellackentferner in den Koffer zu stecken, damit Sie den Lack auch wieder abbekommen, sobald er anfängt zu blättern. Nichts wirkt so unelegant wie ungepflegte Nägel!

Die Accessoires

Sobald es Sommer wird, haben Sie endlich wieder Gelegenheit, Ihre modischen Accessoires hervorzukramen und Ihre Sommerkleider damit so richtig aufzupeppen. Gehen Sie in die Vollen und gestalten Sie Ihren individuellen Look!

Schmuck

Geflochtene Armbänder in bunten Farben sind ein echter Hingucker und geben jedem Trägertop-Shorts-Sandalen-Outfit den besonderen Schick. Für einen exotischen Touch binden Sie sich am besten gleich mehrere davon um und mischen Farben und Webtechniken. Man findet diese Bänder überall in verschiedenen Preisklassen und Farben.

Ebenfalls voll im Trend: **XXL-Halsschmuck.** Egal ob aus Metall, Textilien oder Perlen, großflächige Ketten sind absolut stylisch und auf einem einfarbigen Oberteil, einem weißen Trägertop beispielsweise, ein echtes Highlight.

Tragen Sie über Tattoos keinen Schmuck. Das wird schnell »zu viel« und die Tattoos sind nicht mehr so gut zu sehen. Der perfekte Strand-Look kombiniert Praktisches mit Stylischem und Schlichtes mit Ausgefallenem. Hauptsache, Sie fühlen sich wohl!

Aber passen Sie auf, Ketten aus billigem Metall hinterlassen oft schon bei ein klein wenig Hitze hässliche blaue Spuren auf der Haut. Ein weiterer modischer Blickfang, wenn Sie abends mal schick ausgehen, sind extra lange Halsketten (an einer Schnur oder Metallkette).

Hüte

Und noch ein ebenso modisches wie praktisches Accessoire: ein Strohhut. Egal ob Panama, Pork Pie, Fedora oder Schlapphut … Ein Strohhut schützt nicht nur vor Sonne und starker Hitze, er ist auch die Vollendung jedes Sommerlooks.

Tattoos

Tattoos sind schon seit mehreren Sommern der Trend schlechthin. Klassisch, schick oder unkonventionell, sie haben die Bühne mit Ethno- oder Fantasy-Motiven längst erobert und teilen diese inzwischen mit den Metallic-Tattoos. Diese trendigen Tattoos zum Aufkleben, die in Gold, Silber oder Schwarz zu haben sind, geben jedem schlichten Urlaubsoutfit den besonderen Touch. Am besten setzen Sie auf Federn oberhalb der Knöchel, an Hüfte oder Fingern oder auf Ethnomotive, die als »Reifen« Oberarm oder Fußgelenk »umspannen«.

KAPITEL 4

Die Beach-Body-Challenge!

10, 9, 8, 7 … Sie wissen nun alles über eine ausgewogene Ernährung und sind bereit, sich in die Workouts zu stürzen. Der Countdown läuft! Es wird Zeit, sich für den Urlaub fit zu machen. Sie bekommen hier ein komplett ausgearbeitetes Programm für einen Monat, das all die Ratschläge, die Sie gelesen haben, enthält. Das Training zur Kräftigung und zum Aufbau der Muskeln wird Ihnen helfen, Ihre unliebsamen Pölsterchen loszuwerden. Ihr Ziel ist es, den Speck weg- und Muskeln anzutrainieren – für eine gute, wohlgeformte Figur!
Mithilfe einer gesunden Ernährung und der Schönheitstipps im Buch werden Sie in Topform kommen und mit Wow-Effekt aus den Ferien zurückkehren.

Das Programm setzt sich aus drei Trainingseinheiten pro Woche zusammen, wobei Sie in der ersten Einheit den Unterkörper, in der zweiten den Oberkörper und in der dritten schließlich den gesamten Körper trainieren.

Sie können Ihre Workouts Montag, Mittwoch und Donnerstag ansetzen oder auch Dienstag, Donnerstag und Samstag. Wichtig ist nur, dass Sie zwischen den Einheiten einen Ruhetag einlegen. Geht es einmal zeitlich nicht anders und Sie müssen zwei Workouts direkt hintereinander absolvieren, dann achten Sie darauf, bei diesen nur zwei Durchgänge zu machen. Bei Workouts, die zuvor ein Aufwärmtraining erfordern, habe ich dies angegeben. In den meisten Fällen sind die Aufwärmübungen aber bereits integriert und Sie können sich ein zusätzliches Aufwärmen sparen.

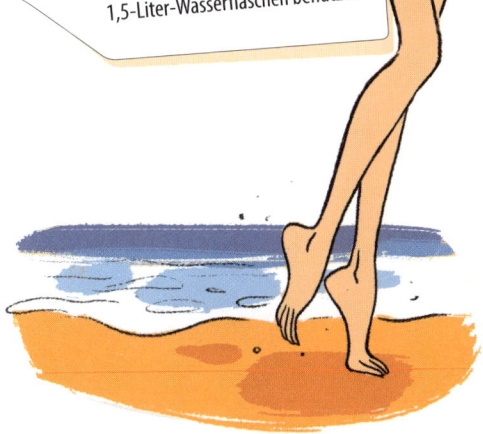

Sollten Sie keine Hanteln besitzen, können Sie stattdessen zwei 1,5-Liter-Wasserflaschen benutzen.

Falls Sie bei den Workouts einmal Zweifel bezüglich der Körperhaltung oder Ausführung haben sollten, fragen Sie am besten einen Profi in Ihrem Bekanntenkreis. Oder Sie schauen sich meine Videos auf YouTube an. In »Cardio HIIT brûle graisse & abdos intensifs« oder »Brûle graisse extreme full-body« zeige ich zum Beispiel viele meiner Übungen. Da Sie die Anleitungen schon auf Deutsch gelesen haben, bringt es Ihnen auch dann etwas, wenn Sie kein Französisch sprechen.

Woche 1: Machen Sie sich warm!

Jetzt heißt es durchstarten! In der ersten Woche putzen Sie Ihren Organismus einmal gründlich durch und kümmern sich sowohl um Ihr äußeres Wohl, indem Sie Ihren Körper verwöhnen, als auch um Ihr inneres, indem Sie sich aller ungesunden Lebensmittel entledigen und mit Ihren Trainingseinheiten beginnen.

Achtung: Wenn Ihnen die Anzahl der angegebenen Wiederholungen zu hoch ist, passen Sie diese Ihrem Fitnessgrad an. Es bringt nichts, wenn Sie versuchen, das Workout durchzuziehen, sich dann aber tagelang nicht mehr rühren können und frustriert wieder aufgeben. Versuchen Sie jedoch, jedes Mal an Ihre Grenzen zu gelangen und es sich nicht zu bequem zu machen, denn sonst steigern Sie sich nicht.

Mein Schönheitsprogramm
Diese Woche …
- färbe ich meine Haare nicht mehr – auch keine Strähnchen – und vermeide damit Katastrophen am Strand.
- gönne ich mir eine Kurpackung für die Haare.
- denke ich daran, ein Peeling zu machen.
- bekommt mein Körper eine intensive Feuchtigkeitspflege.
- trinke ich viel entgiftenden Tee.

Mein Ernährungsprogramm
Ich mache Großputz in meinem Küchenschrank und verschenke alle zuckerhaltigen Lebensmittel wie Kekse, Schokolade oder Gummibärchen.

WORKOUT 1: Unterkörper

1
40 x Jump-Squat (S. 24)

2
20 x Squat (S. 23)

3
20 x Mini-Squat (S. 24)

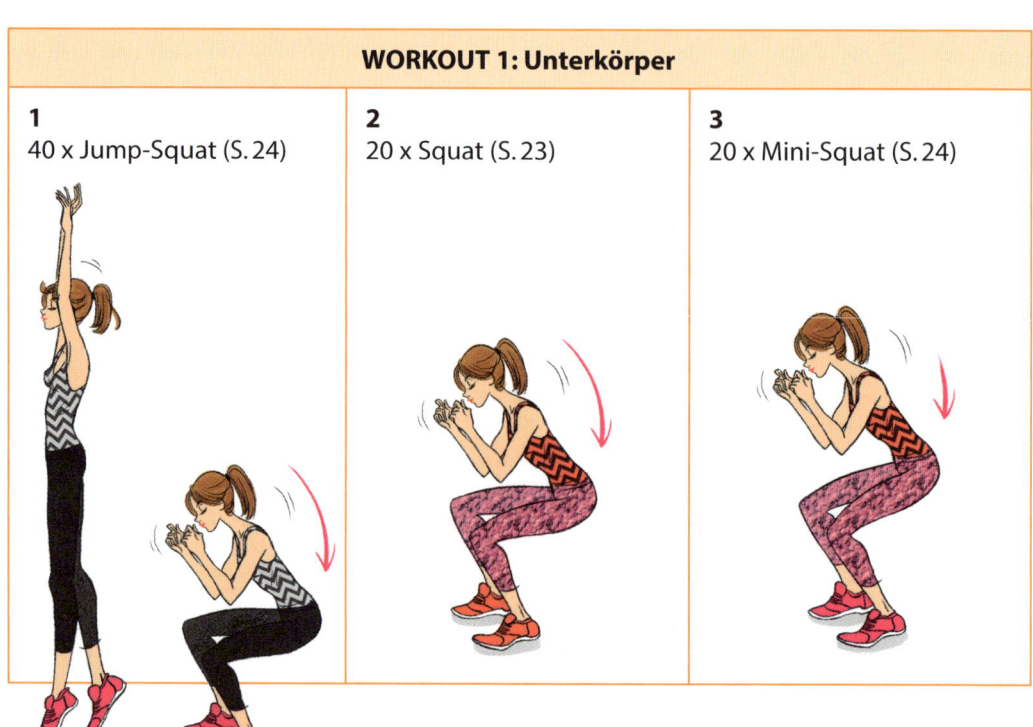

4
40 x Knieheben (S. 22)

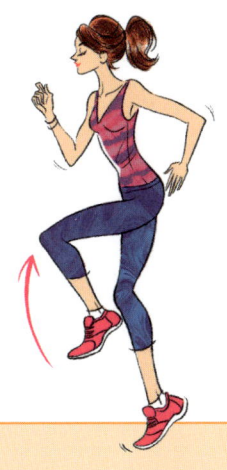

5
40 x Ausfallschritt
alternierend (S. 25)

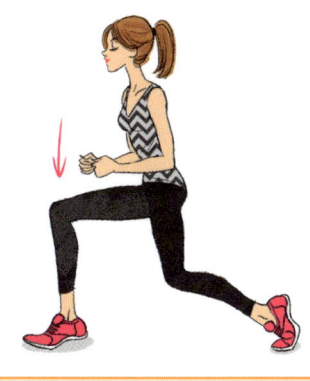

6
20 x Ausfallschritt ohne
Beinwechsel (S. 25)

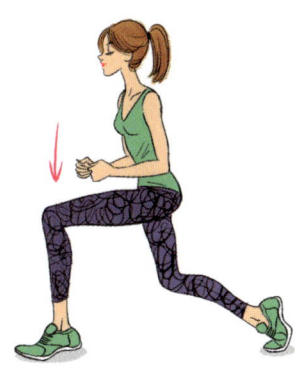

1 Minute Pause

7
50 x Waden strecken (S. 23)

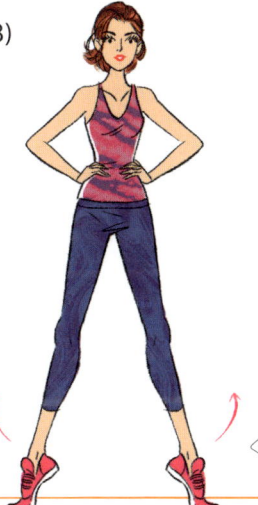

8
50 x Rumpfdehnung
(S. 30)

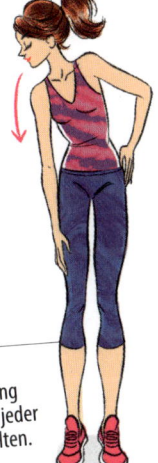

Spannen Sie auf den Zehenspitzen die Waden fest an.

Sie können die Rumpfdehnung
steigern, indem Sie dabei in jeder
Hand eine Wasserflasche halten.

- **Anfängerinnen** wiederholen das Workout 1- bis 2-mal.
- **Trainierte Sportlerinnen** wiederholen das Workout 3-mal.
- Ruhen Sie sich nach jedem Durchgang 2 bis 3 Minuten aus.
- Vergessen Sie zum Abschluss des Workouts das Stretching nicht.

69

Aufwärmübung: Machen Sie mit Armen und Oberkörper kleine kreisende und dehnende Bewegungen, um Schultergelenke und Rücken aufzuwärmen.

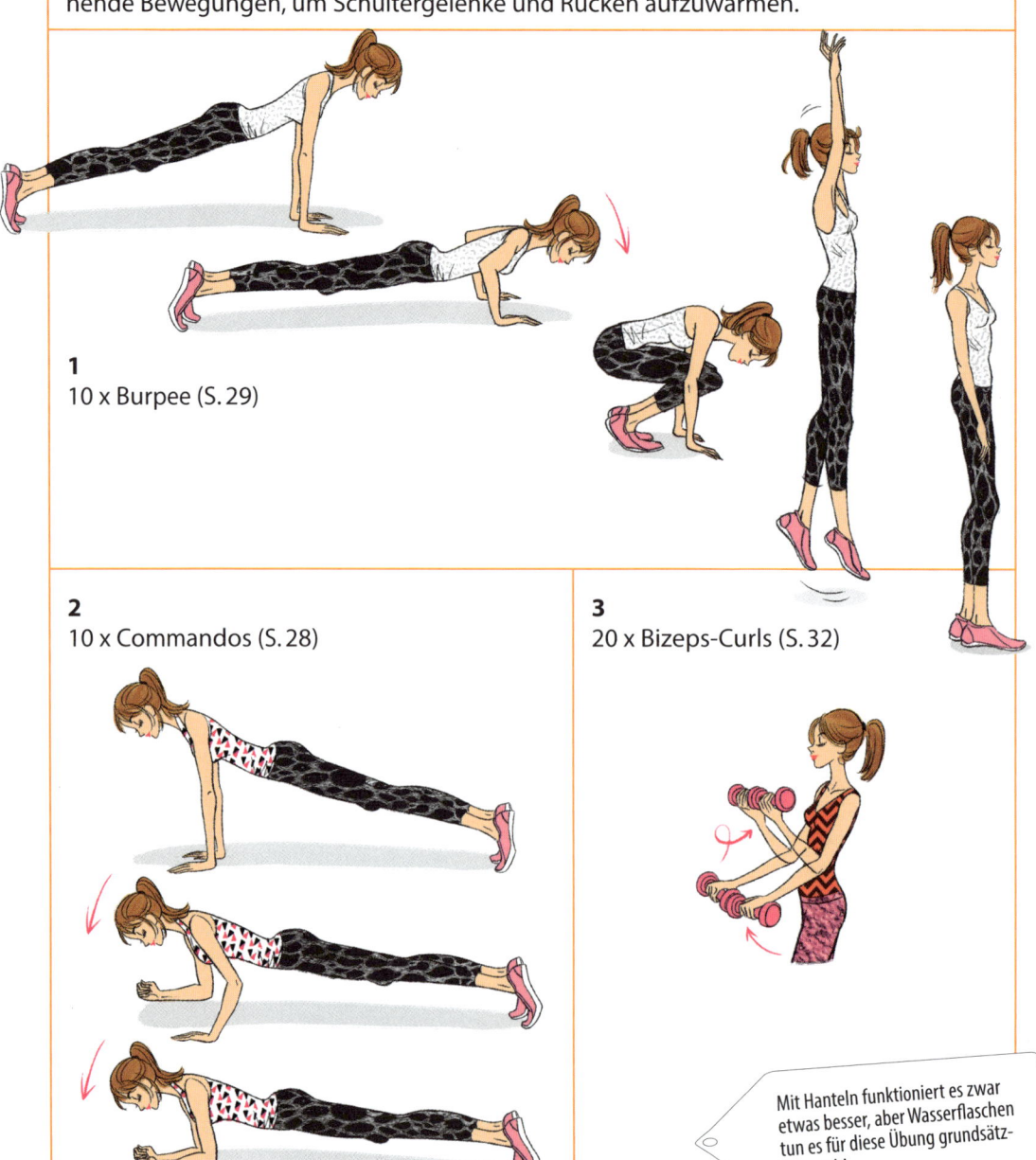

1
10 x Burpee (S. 29)

2
10 x Commandos (S. 28)

3
20 x Bizeps-Curls (S. 32)

Mit Hanteln funktioniert es zwar etwas besser, aber Wasserflaschen tun es für diese Übung grundsätzlich auch!

1 Minute Pause

4
10 x Mountain Climber (S. 28)

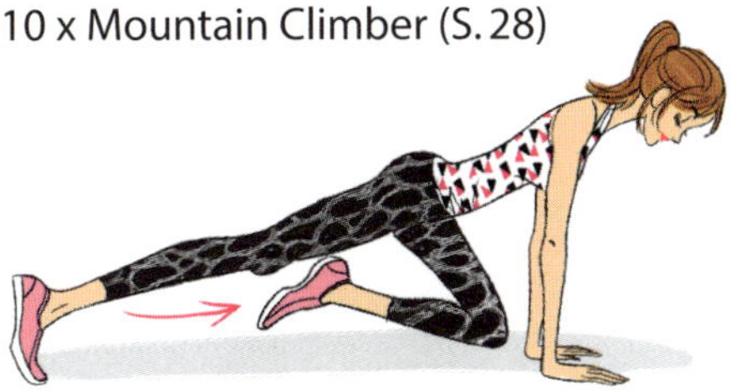

5
15 x Superman (S. 31)

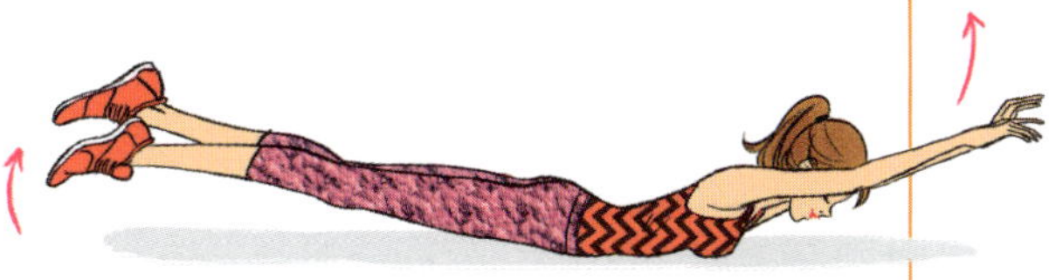

6
10 x Dip
(S. 28)

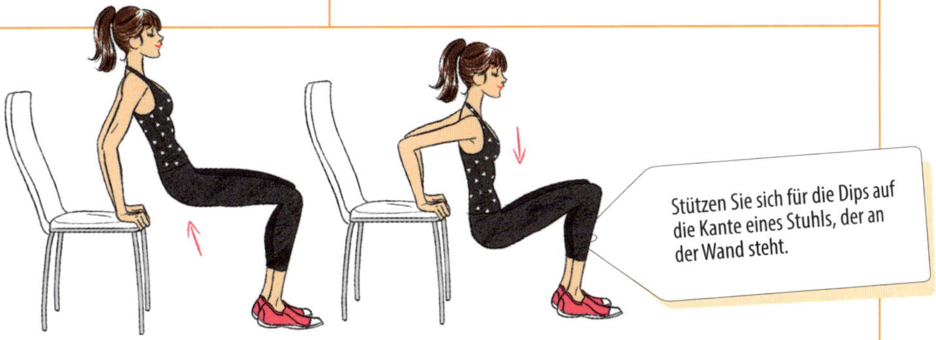

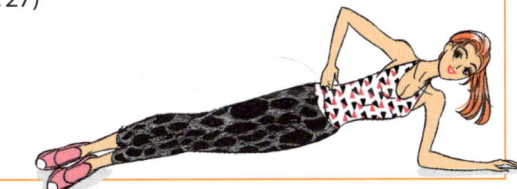

Stützen Sie sich für die Dips auf die Kante eines Stuhls, der an der Wand steht.

1 Minute Pause

7
30 Sekunden Unterarmstütz (S. 27)

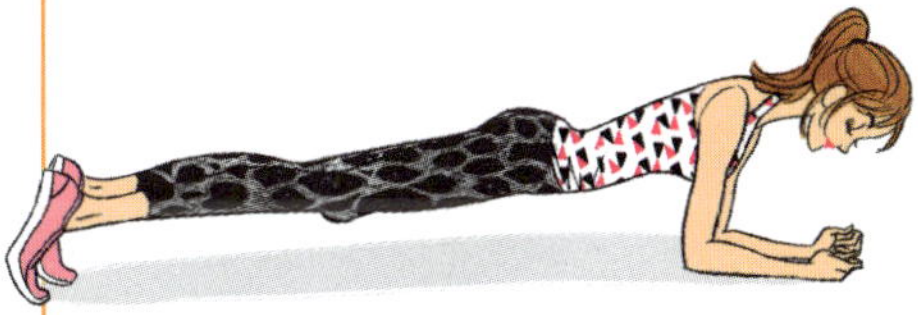

8
30 Sekunden seitlicher Unterarmstütz links (S. 27)

9
30 Sekunden seitlicher Unterarmstütz rechts (S. 27)

- **Anfängerinnen** wiederholen das Workout 1- bis 2-mal.
- **Trainierte Sportlerinnen** wiederholen es 3-mal.
- **Passen Sie das Gewicht der Hanteln** Ihrem Leistungsniveau **an.**
- Ruhen Sie sich nach jedem Durchgang 2 bis 3 Minuten aus.
- Denken Sie zum Abschluss des Workouts an das Stretching!

WORKOUT 3: kompletter Körper

1
20 x Jumping Jack (S. 22)

2
20 x Sumo-Squat (S. 24)

3
20 x Mini-Sumo-Squat (S. 24)

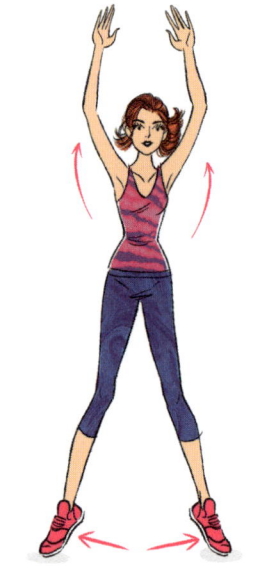 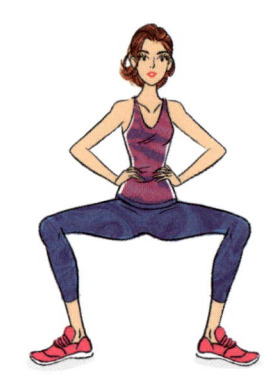 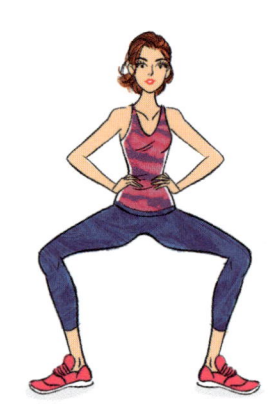

1 Minute Pause

4
10 x Burpee (S. 29)

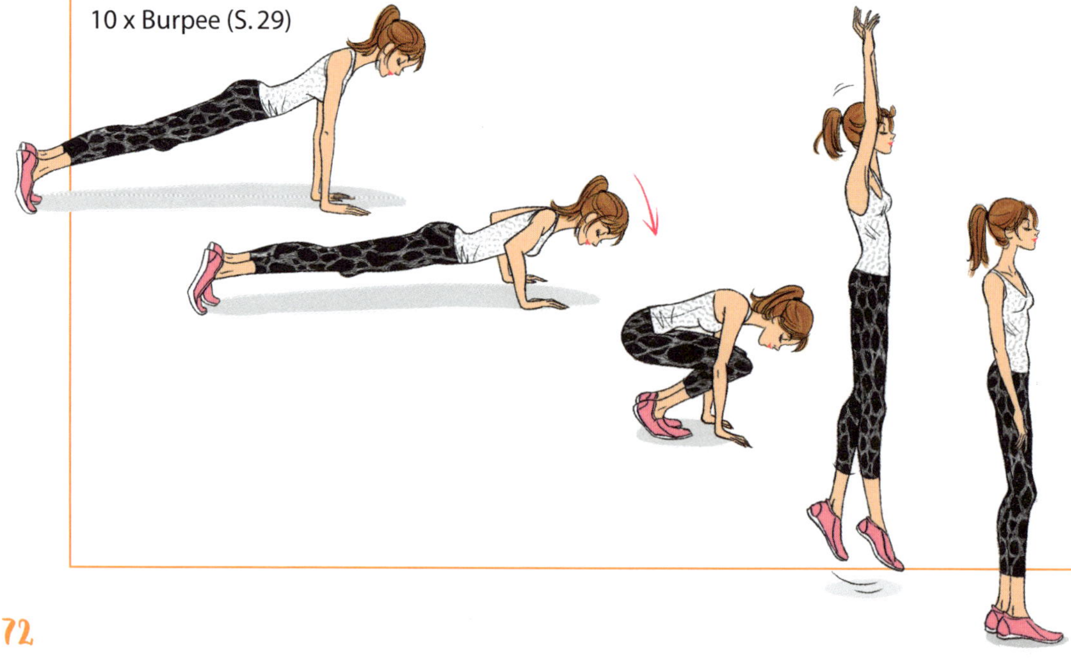

72

5
10 x Push-up (S. 27)

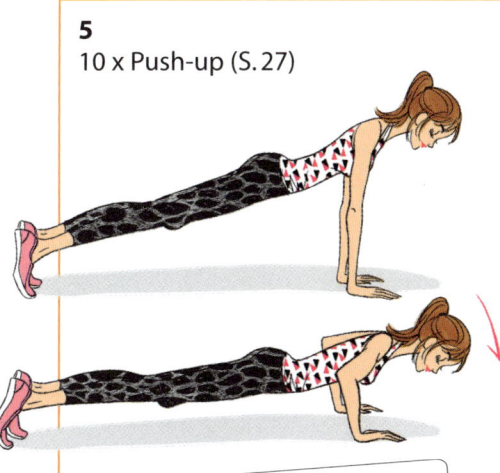

Wenn Ihnen die Push-ups zu anstrengend sind, stützen Sie sich auf den Knien statt auf den Zehenspitzen auf. Doch auch dann gilt: maximale Körperspannung, gerader Rücken, Nacken in Verlängerung der Wirbelsäule und die Bewegung entsteht durch Biegen und Strecken der Arme.

6
30 x Armheben
(10 x vorne, 10 x seitlich, 10 x hinten) (S. 31)

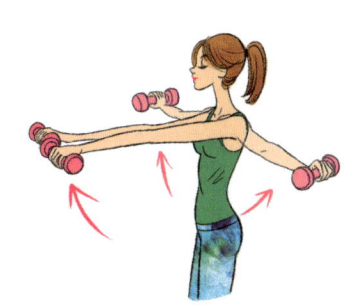

1 Minute Pause

7
20 x Spiderman (S. 27)

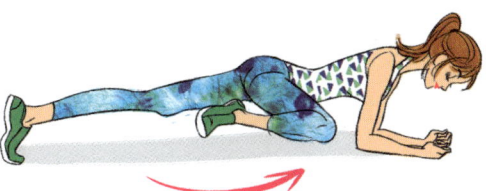

- **Anfängerinnen** wiederholen das Workout 1- bis 2-mal.
- **Trainierte Sportlerinnen** wiederholen es 3-mal.
- **Passen Sie das Gewicht der Hanteln** Ihrem Leistungsniveau **an.**
- Ruhen Sie sich nach jedem Durchgang 2 bis 3 Minuten aus.
- Vergessen Sie zum Abschluss des Workouts das Stretching nicht.

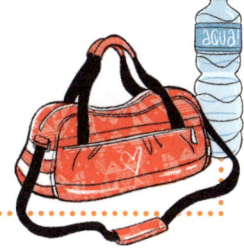

Woche 2:
Bringen Sie sich in Form!

Nachdem Sie nun in Schwung und von Süßem entwöhnt sind, achten Sie besonders auf eine gesunde Ernährung und bringen Ihren Körper in Topform.

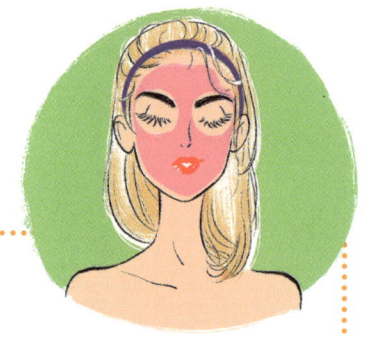

Mein Schönheitsprogramm
Diese Woche …
- gönne ich mir eine Kurpackung für die Haare.
- denke ich daran, ein Peeling zu machen.
- bekommt mein gesamter Körper eine intensive Feuchtigkeitspflege.

Mein Ernährungsprogramm
Ich achte darauf, schlechte und versteckte Fette zu meiden und sage Nein zu Wurst, Croissants, Crème fraîche, etc.

WORKOUT 1: Unterkörper

1
40 x X-Hop (S. 29)

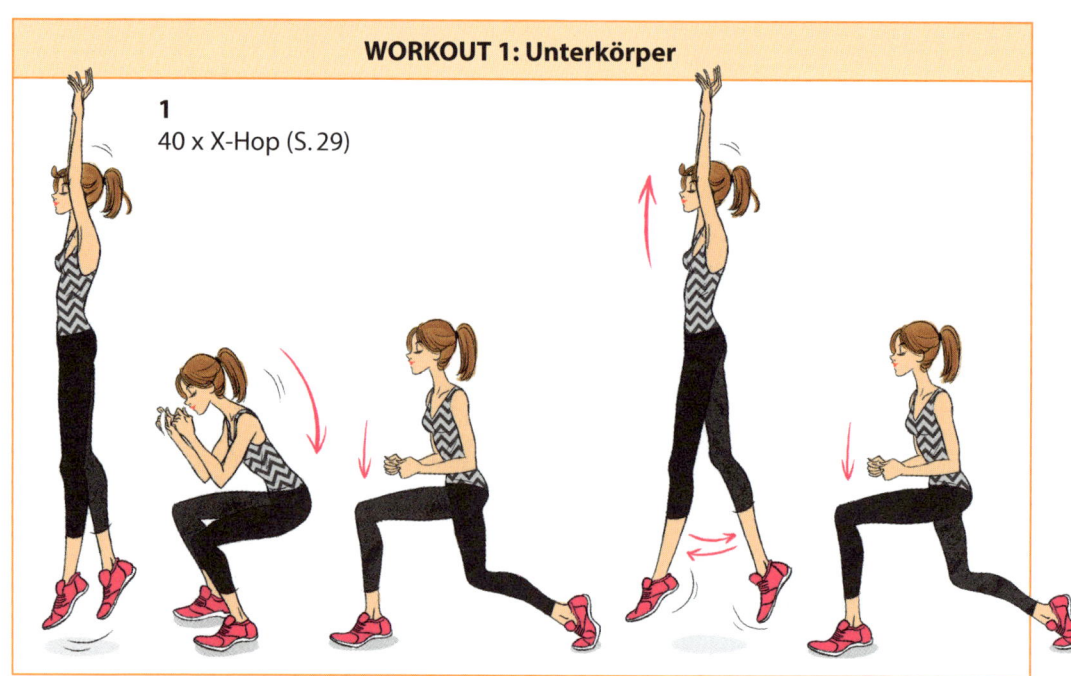

2
20 x Ausfallschritt
alternierend
gesprungen (S. 25)

3
20 x Ausfallschritt mit erhöhtem
hinterem Bein (S. 25)

Bringen Sie beim Ausfallschritt
das hintere Bein so weit wie
möglich zurück.

1 Minute Pause

4
10 x Burpee (S. 29)

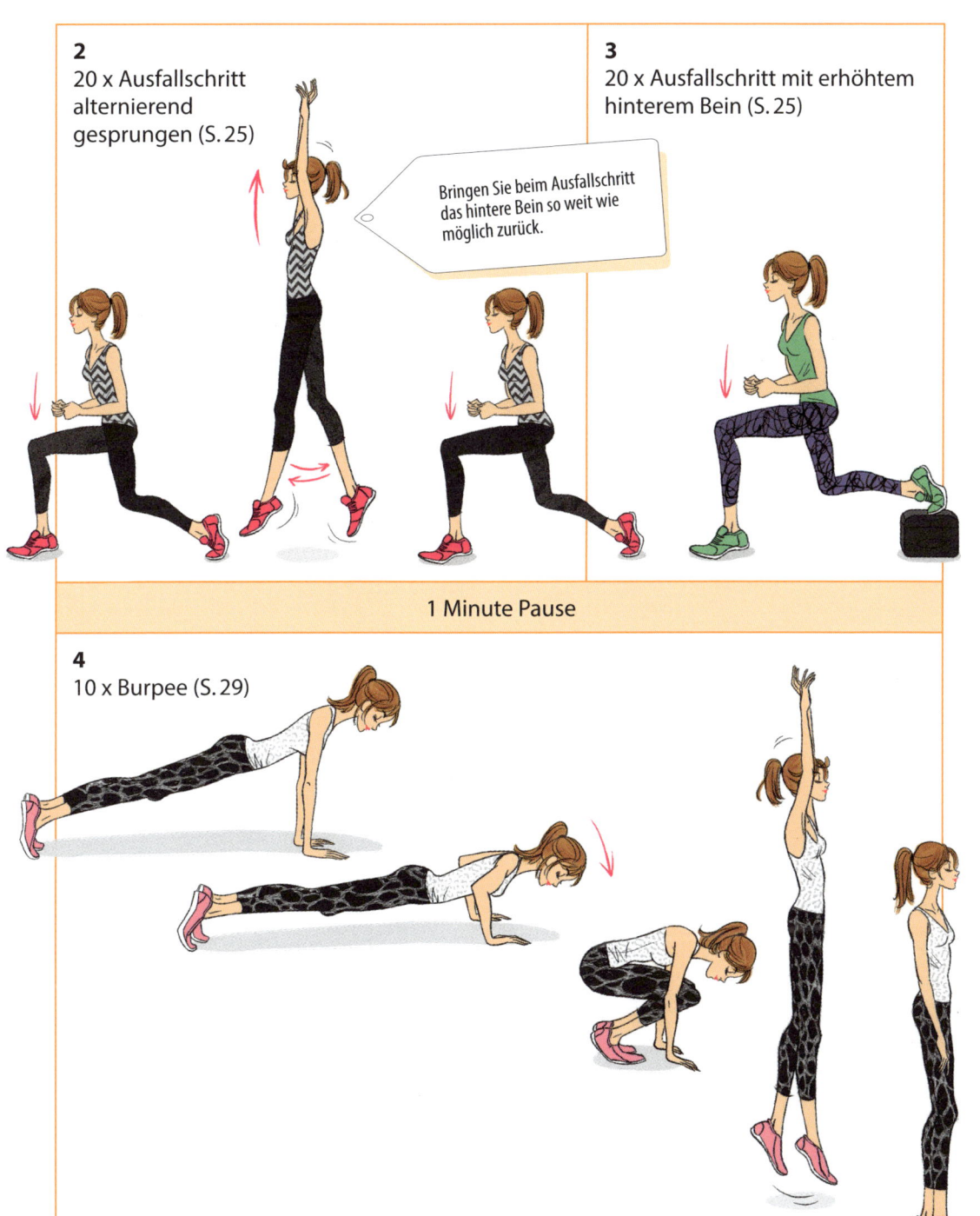

5

20 x Sumo-Squat im Wechsel mit Ausfall-schritt alternierend (S. 24)

6

20 x Mini-Sumo-Squat (S. 24)

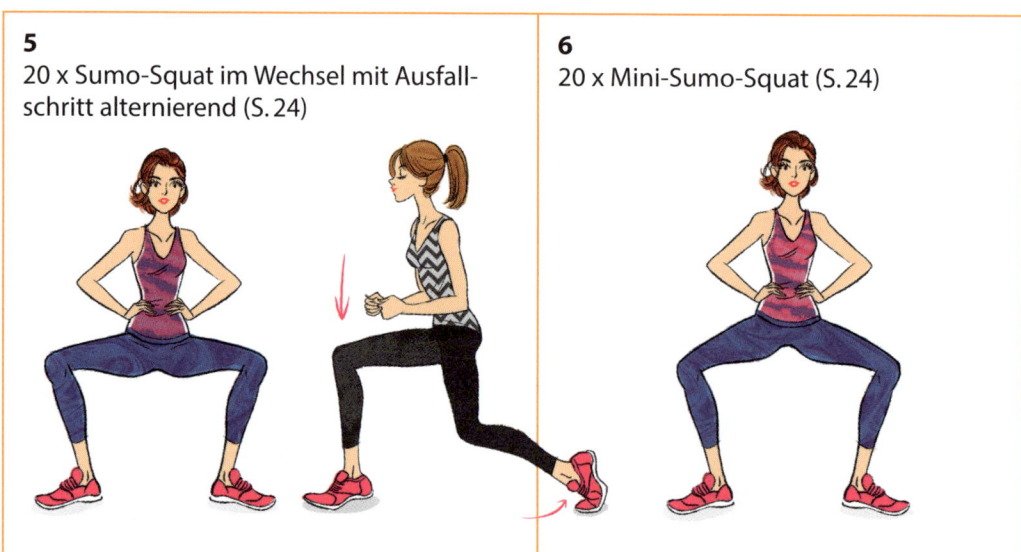

1 Minute Pause

7

50 x Waden strecken (S. 23)

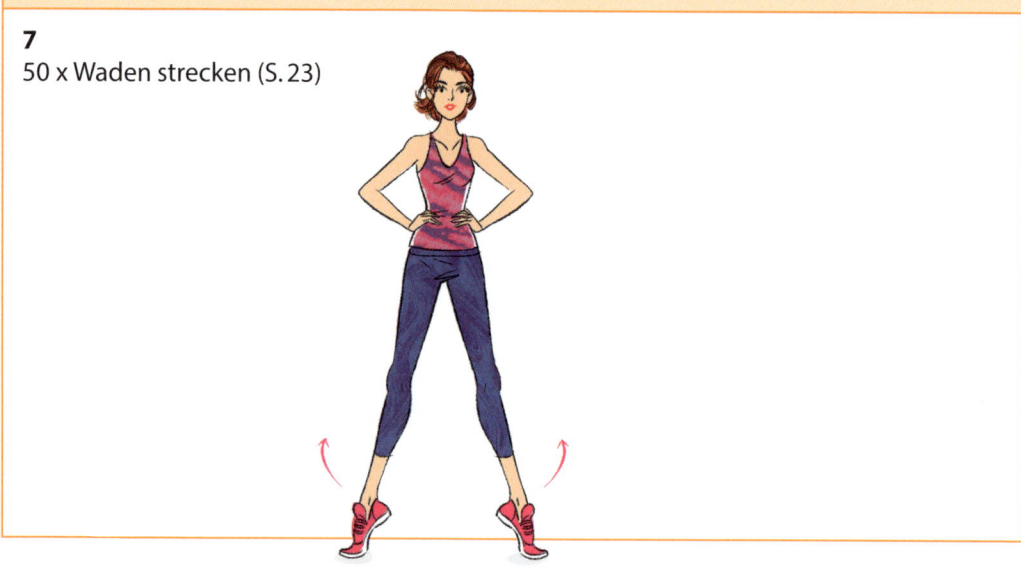

- **Anfängerinnen** wiederholen das Workout 1- bis 2-mal.
- **Trainierte Sportlerinnen** wiederholen es 3-mal.
- Ruhen Sie sich nach jedem Durchgang 2 bis 3 Minuten aus.
- Denken Sie wie immer zum Abschluss des Workouts an das Stretching.

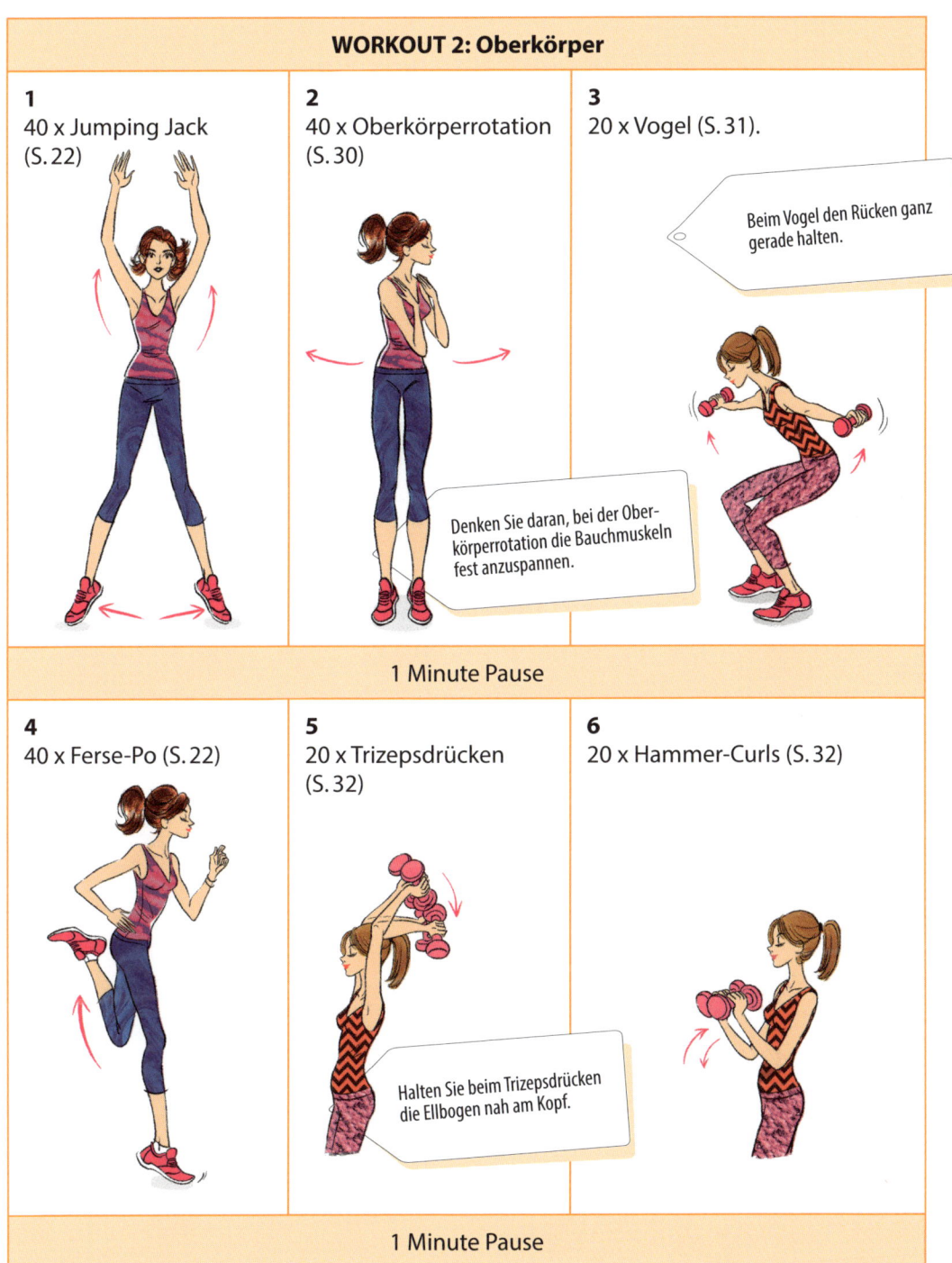

WORKOUT 2: Oberkörper

1
40 x Jumping Jack
(S. 22)

2
40 x Oberkörperrotation
(S. 30)

3
20 x Vogel (S. 31).

Beim Vogel den Rücken ganz gerade halten.

Denken Sie daran, bei der Oberkörperrotation die Bauchmuskeln fest anzuspannen.

1 Minute Pause

4
40 x Ferse-Po (S. 22)

5
20 x Trizepsdrücken
(S. 32)

6
20 x Hammer-Curls (S. 32)

Halten Sie beim Trizepsdrücken die Ellbogen nah am Kopf.

1 Minute Pause

7
10 x Push-up (S. 27)

6
30 Sekunden Unterarmstütz (S. 27)

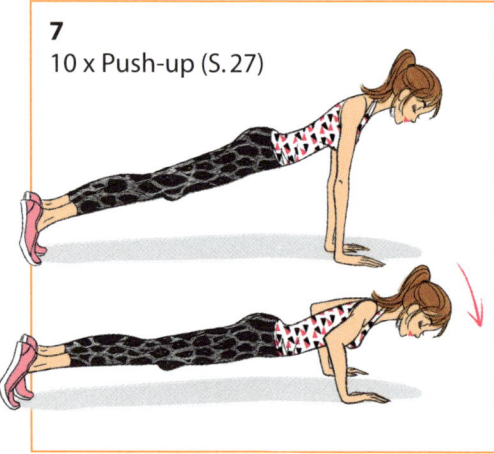

- **Anfängerinnen** wiederholen das Workout 1- bis 2-mal.
- **Trainierte Sportlerinnen** wiederholen es 3-mal.
- Ruhen Sie sich nach jedem Durchgang 2 bis 3 Minuten aus.
- Vergessen Sie zum Abschluss des Workouts das Stretching nicht.

WORKOUT 3: kompletter Körper

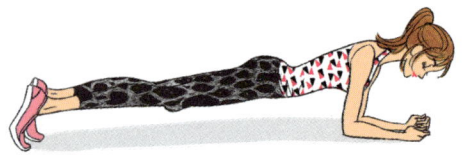

1
20 x Jump
(S. 23)

2
20 x Mini-Squat (S. 24)

3
40 x Schulterbrücke (S. 25)

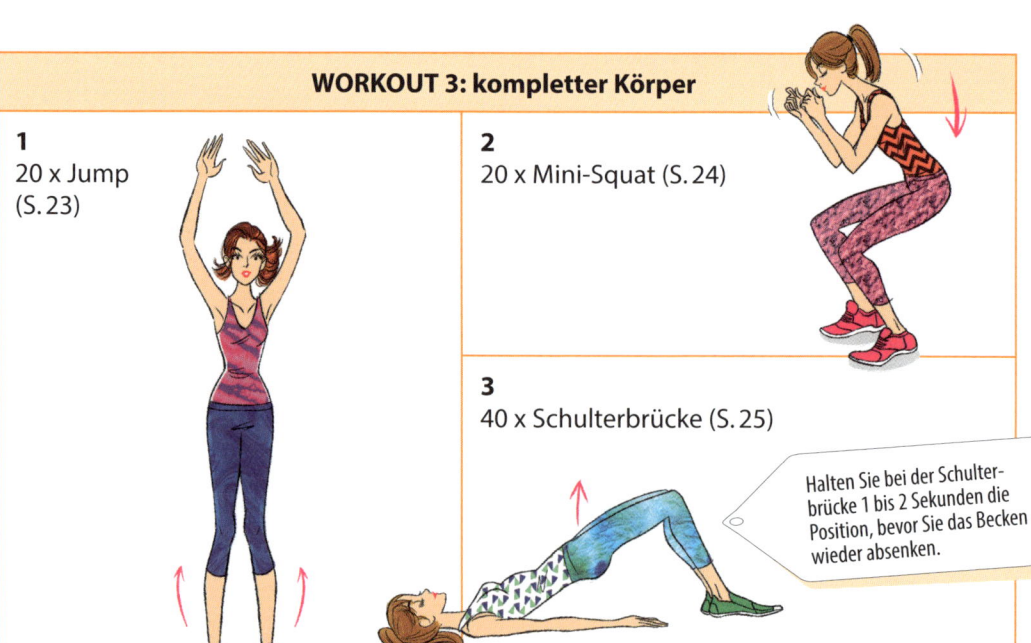

Halten Sie bei der Schulterbrücke 1 bis 2 Sekunden die Position, bevor Sie das Becken wieder absenken.

1 Minute Pause

4
40 x Beinheben (S. 23)

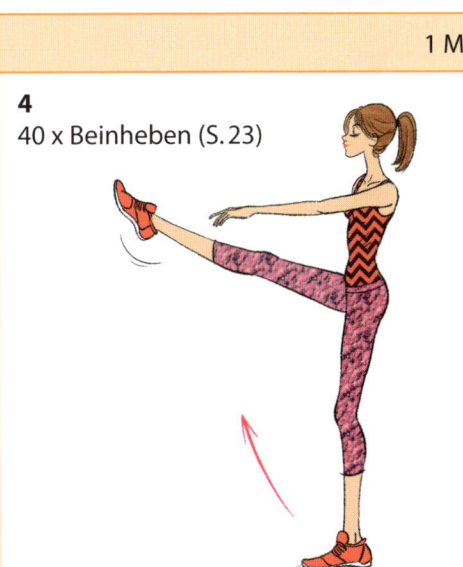

5
10 x Push-up (S. 27)

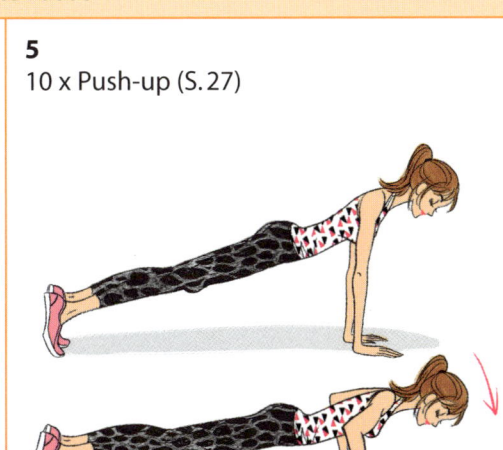

1 Minute Pause

6
60 x Armkreisen (S. 22)

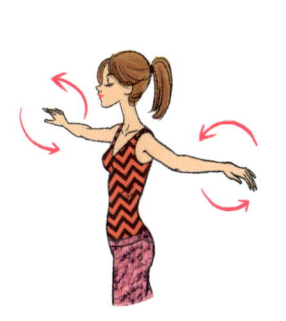

7
20 x Oberkörperrotation (S. 30)

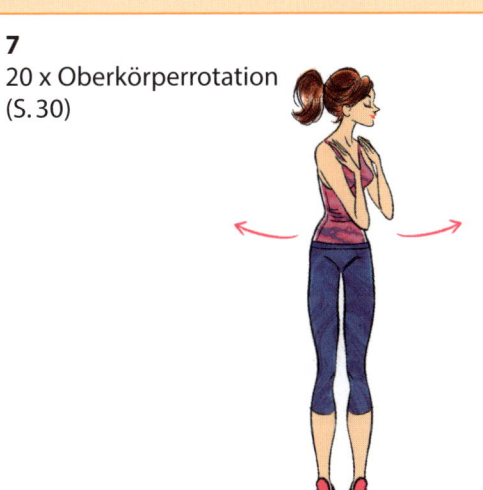

- **Anfängerinnen** wiederholen das Workout 1- bis 2-mal.
- **Trainierte Sportlerinnen** wiederholen es 3-mal.
- Ruhen Sie sich nach jedem Durchgang 2 bis 3 Minuten aus.
- Denken Sie zum Abschluss des Workouts wieder an das Stretching.

Woche 3:
Legen Sie noch einen Zahn zu!

In diesem Stadium beginnt die Entschlackung des Körpers und die Muskeln werden aktiver. Der anfängliche Muskelkater ist überstanden und Sie können nun wirklich alles geben!

Mein Schönheitsprogramm

Diese Woche …
- gönne ich mir eine Kurpackung für die Haare.
- denke ich daran, ein Peeling zu machen.
- bekommt mein gesamter Körper eine intensive Feuchtigkeitspflege.

Mein Ernährungsprogramm

Ich esse so wenig Fertigprodukte wie möglich und koche stattdessen selbst. Ich mache mir einen Plan und bereite meine Mahlzeiten, wenn nötig, vor. Am Wochenende probiere ich neue Rezepte aus und genieße sie mit meinem Partner oder meinen Freundinnen. So macht es doppelt so viel Spaß!

WORKOUT 1: Unterkörper		
1 40 x Knieheben (S. 22)	**2** 20 x Jump-Squat (S. 24)	**3** 20 x Squat mit Beinheben

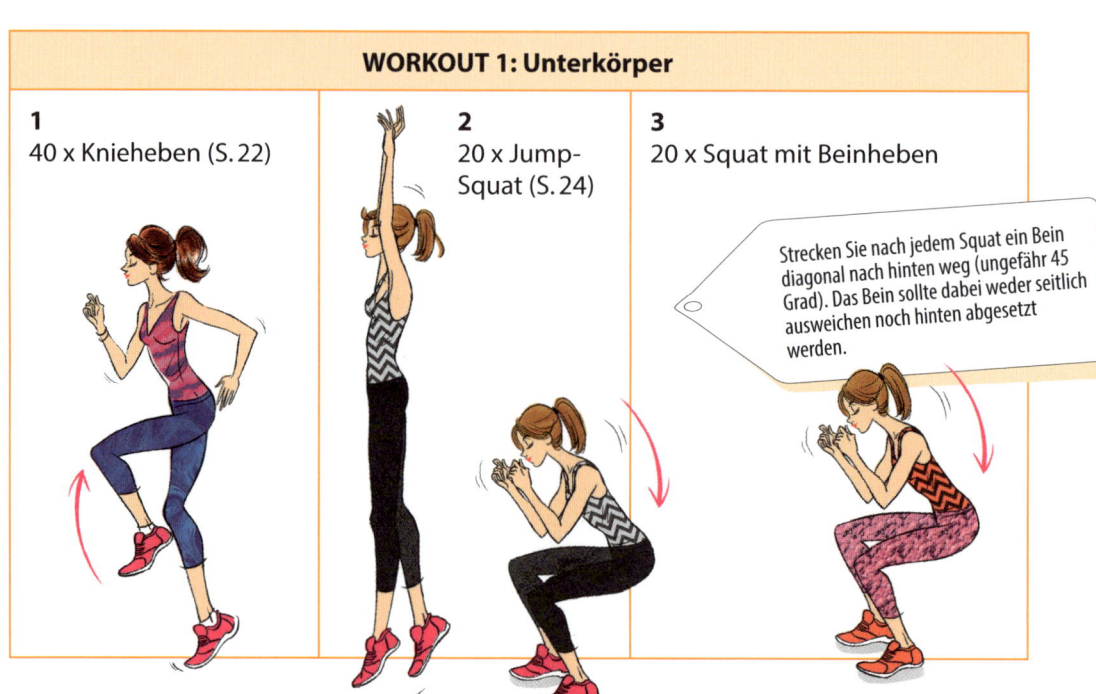

Strecken Sie nach jedem Squat ein Bein diagonal nach hinten weg (ungefähr 45 Grad). Das Bein sollte dabei weder seitlich ausweichen noch hinten abgesetzt werden.

1 Minute Pause

4

40 x Ausfallschritt alternierend (S. 25)

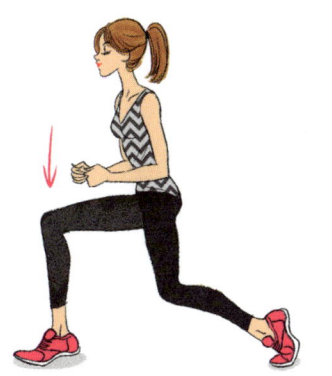

5

40 x Ausfallschritt ohne Beinwechsel (S. 25)

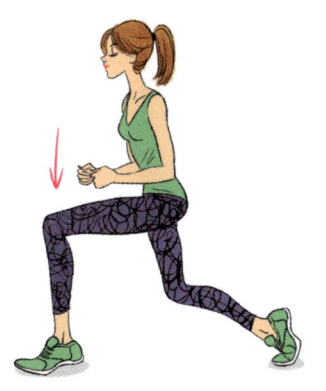

1 Minute Pause

6

Kleine Donkey Kicks (S. 30)
20 x pro Seite

7

Seitlicher Unterarmstütz mit Beinheben
(Variante S. 27) 10 x pro Seite

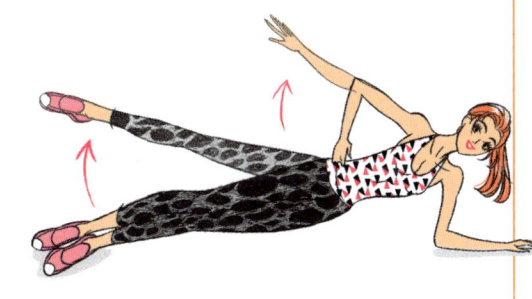

> Wenn Sie Gewichte für die Fußgelenke haben, können Sie diese bei den Donkey Kicks anlegen.

- **Anfängerinnen** wiederholen das Workout 1- bis 2-mal.
- **Trainierte Sportlerinnen** wiederholen es 3-mal.
- Ruhen Sie sich nach jedem Durchgang 2 bis 3 Minuten aus.
- Denken Sie zum Abschluss des Workouts daran, den Körper zu stretchen.

WORKOUT 2: Oberkörper

Aufwärmübung: Wärmen Sie Ihren Oberkörper auf (S. 21).

1
20 x Burpee (S. 29)

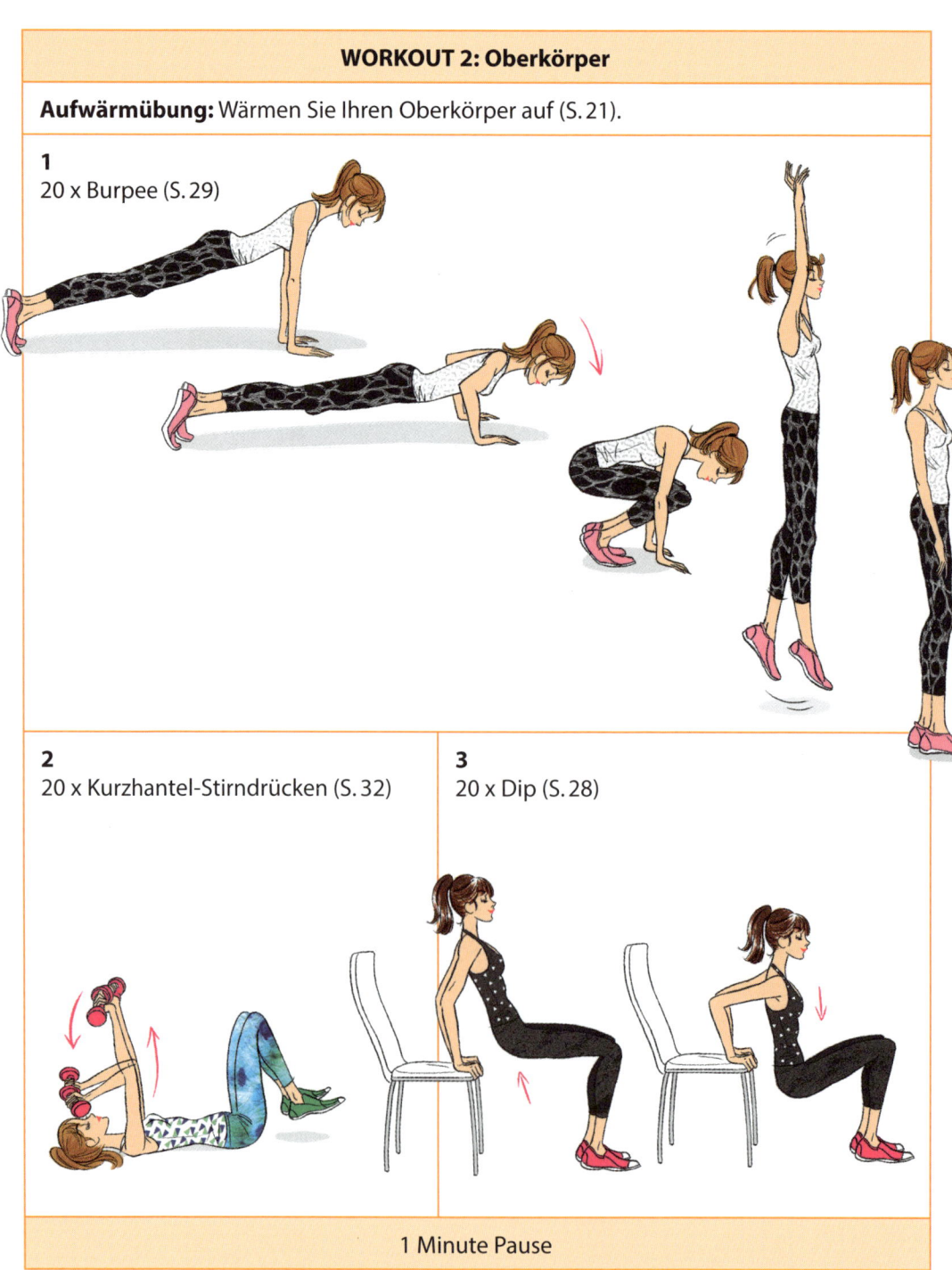

2
20 x Kurzhantel-Stirndrücken (S. 32)

3
20 x Dip (S. 28)

1 Minute Pause

4
40 x Jumping Jack (S. 22)

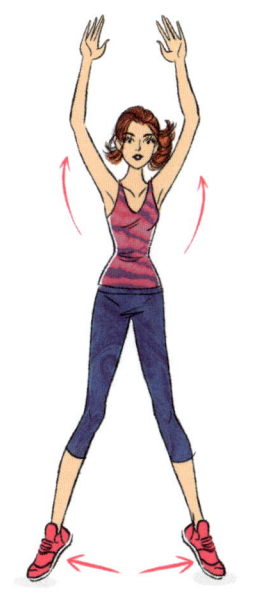

5
20 x Superman (S. 31)

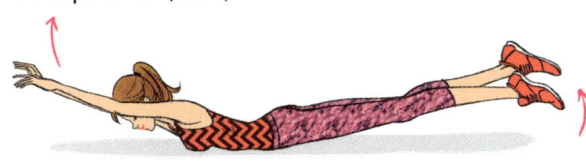

6
10 x Push-up
(S. 27)

1 Minute Pause

7
1 Minute Jump (S. 23)

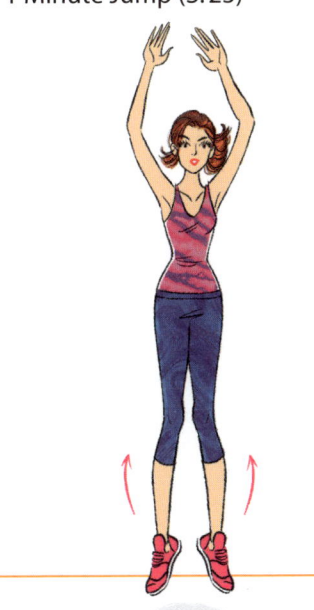

- **Anfängerinnen** wiederholen das Workout 1- bis 2-mal.
- **Trainierte Sportlerinnen** wiederholen es 3-mal.
- Ruhen Sie sich nach jedem Durchgang 2 bis 3 Minuten aus.
- Denken Sie zum Abschluss des Workouts an das Stretching.

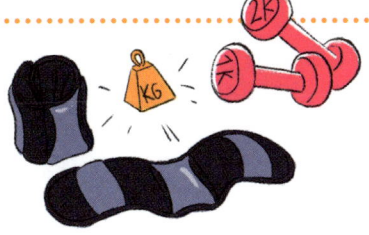

WORKOUT 3: kompletter Körper

1
40 x Jump
(S. 23)

2
40 x Sumo-
Squat
gesprungen
(S. 24)

3
40 x Mini-Sumo-Squat (S. 24)

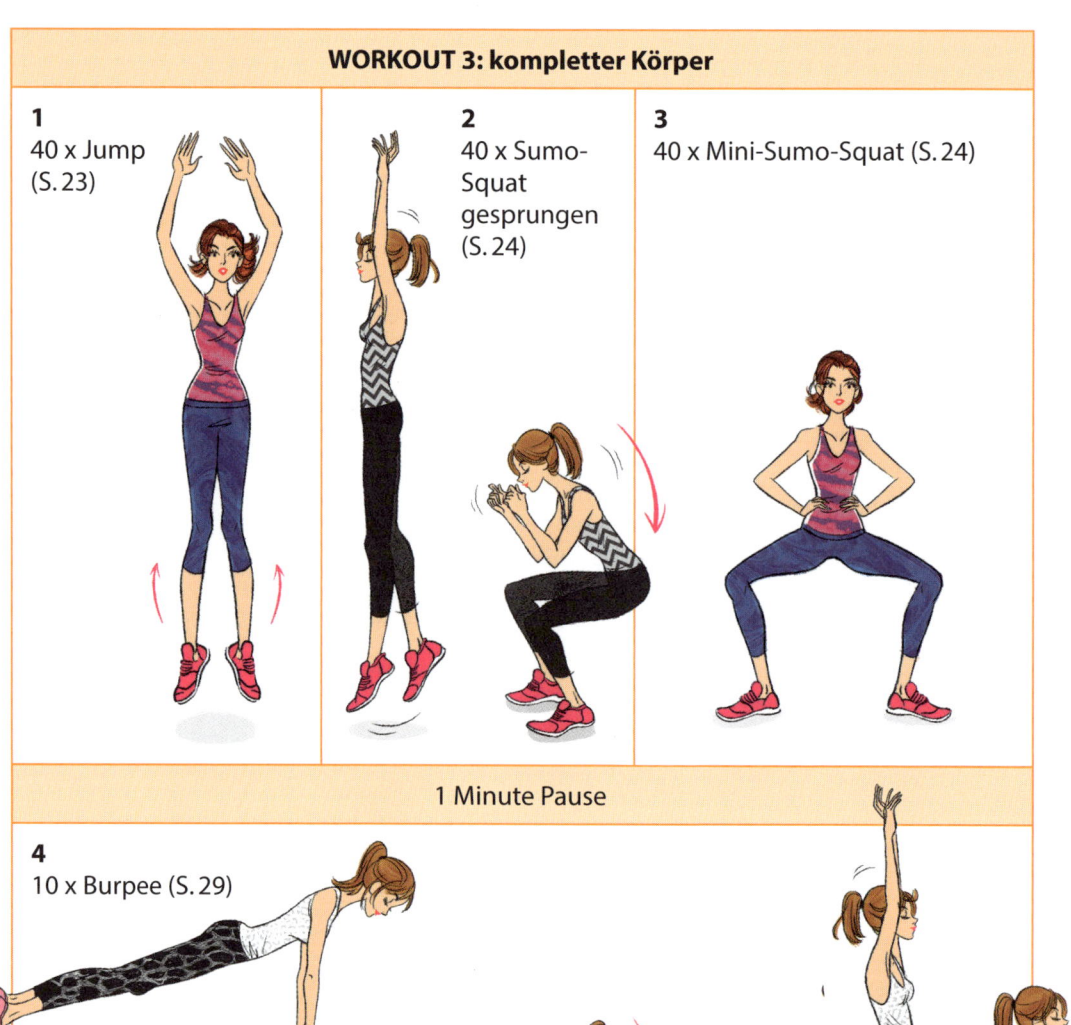

1 Minute Pause

4
10 x Burpee (S. 29)

5
20 x Kurzhantel-
Schulterdrücken
(S. 31)

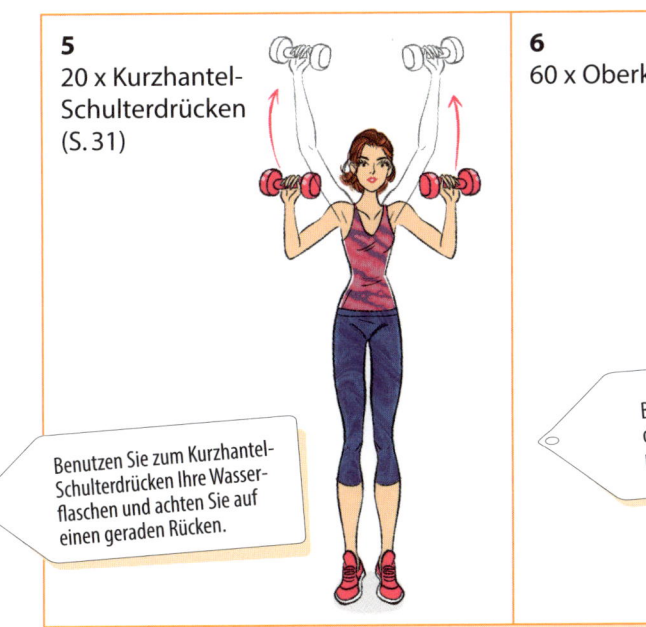

Benutzen Sie zum Kurzhantel-Schulterdrücken Ihre Wasser-flaschen und achten Sie auf einen geraden Rücken.

6
60 x Oberkörperrotation (S. 30)

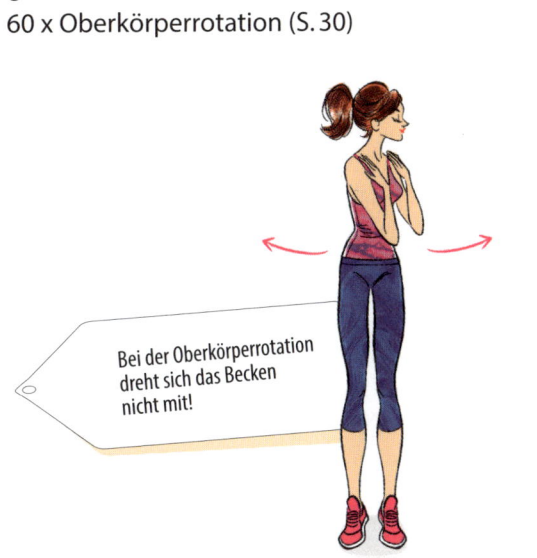

Bei der Oberkörperrotation dreht sich das Becken nicht mit!

1 Minute Pause

7
1 Minute Unterarmstütz (S. 27)

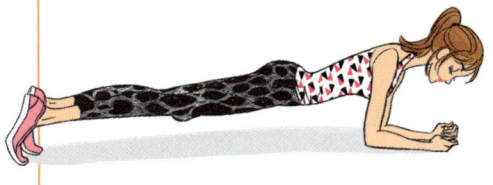

8
30 Sekunden seitlicher Unterarmstütz links
(S. 27)
9
30 Sekunden seitlicher Unterarmstütz rechts
(S. 27)

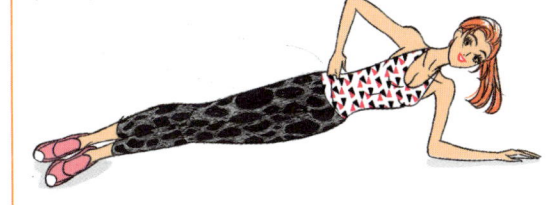

- **Anfängerinnen** wiederholen das Workout 1- bis 2-mal.
- **Trainierte Sportlerinnen** wiederholen es 3-mal.
- **Passen Sie das Gewicht der Hanteln** Ihrem Leistungsniveau **an.**
- Ruhen Sie sich nach jedem Durchgang 2 bis 3 Minuten aus.
- Vergessen Sie zum Abschluss des Workouts das Stretching nicht.

Woche 4:
Auf der Zielgeraden

Endspurt! Eine leichte, energiereiche Ernährung hilft Ihnen, noch einen Zahn zuzulegen und sich voll Ihrem Fitnessprogramm zu widmen. Sie sind nur noch 7 Tage von der Bikinifigur entfernt!

Mein Schönheitsprogramm

Diese Woche gibt es einiges zu tun!

- Ich verwöhne mein Haar mit ein oder zwei Kurpackungen.
- Ein paar Tage vor der Abreise erhält mein Körper ein zusätzliches Peeling und eine extra Feuchtigkeitspflege.
- Zwei Tage bevor es los geht, wird komplett epiliert.
- Am letzten Tag vor dem Urlaub widme ich mich meiner Maniküre.

Mein Ernährungsprogramm

Inzwischen ernähren Sie sich sicher mit Begeisterung sehr gesund und sind ein großer Fan von frischen Produkten, die Ihnen viel Energie geben. Es ist Sommer und Sie essen als Salat, Smoothie oder auch in gekochten Mahlzeiten so viel Gemüse wie nur möglich. Entsprechend gut fühlen Sie sich bereits.

WORKOUT 1: Unterkörper

1

40 x alternierender Ausfallschritt mit Jump-Squat
(S. 24 und S. 25)

Für einen alternierenden Ausfallschritt mit Jump-Squat machen Sie einen Ausfallschritt links, dann einen rechts und dann einen Jump-Squat. Dann geht es wieder mit dem linken Ausfallschritt weiter.

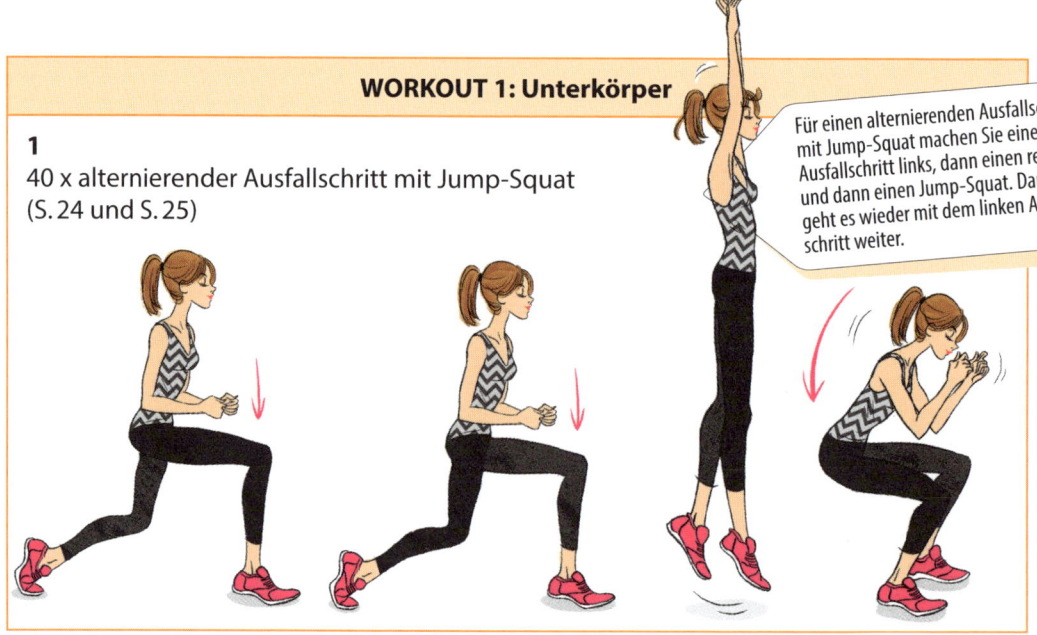

2

Step-up auf der Bank
(S. 26) 20 x pro Seite

3

50 x Waden strecken
(S. 23)

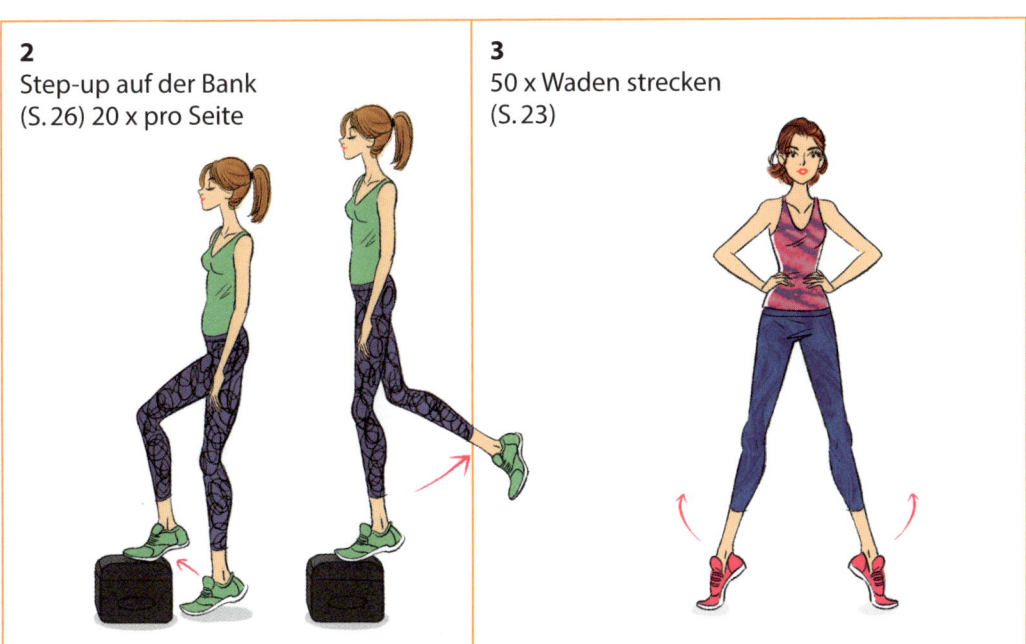

1 Minute Pause

4

40 x Jumping Jack mit Beinheben (S. 22 und 23)

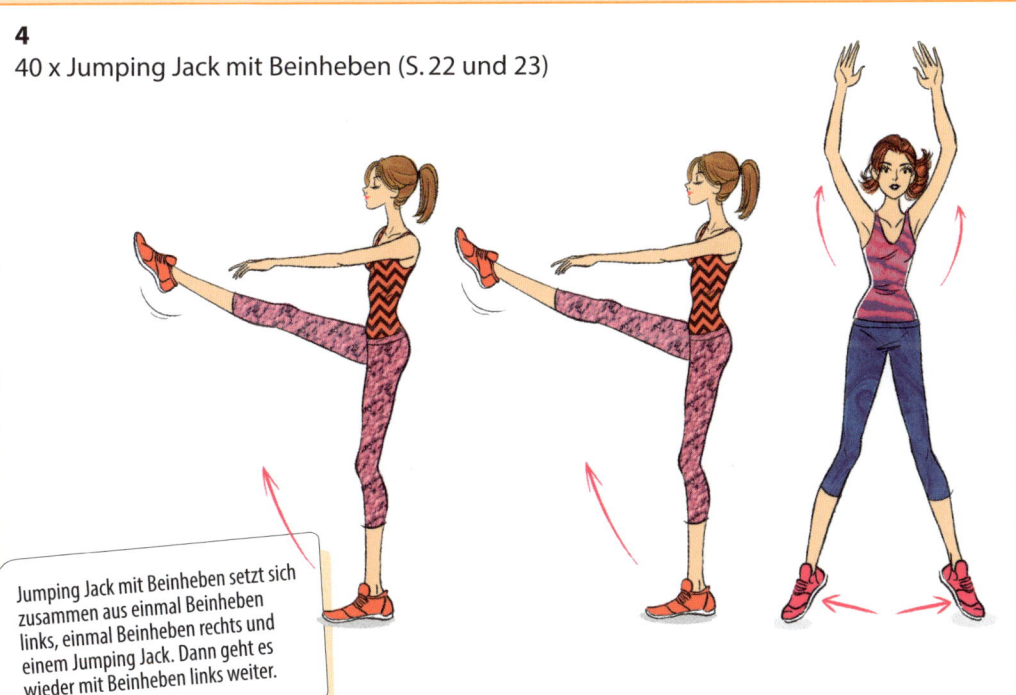

Jumping Jack mit Beinheben setzt sich zusammen aus einmal Beinheben links, einmal Beinheben rechts und einem Jumping Jack. Dann geht es wieder mit Beinheben links weiter.

5
15 x Dip am Stuhl (S. 28)

6
15 x Push-up (S. 27)

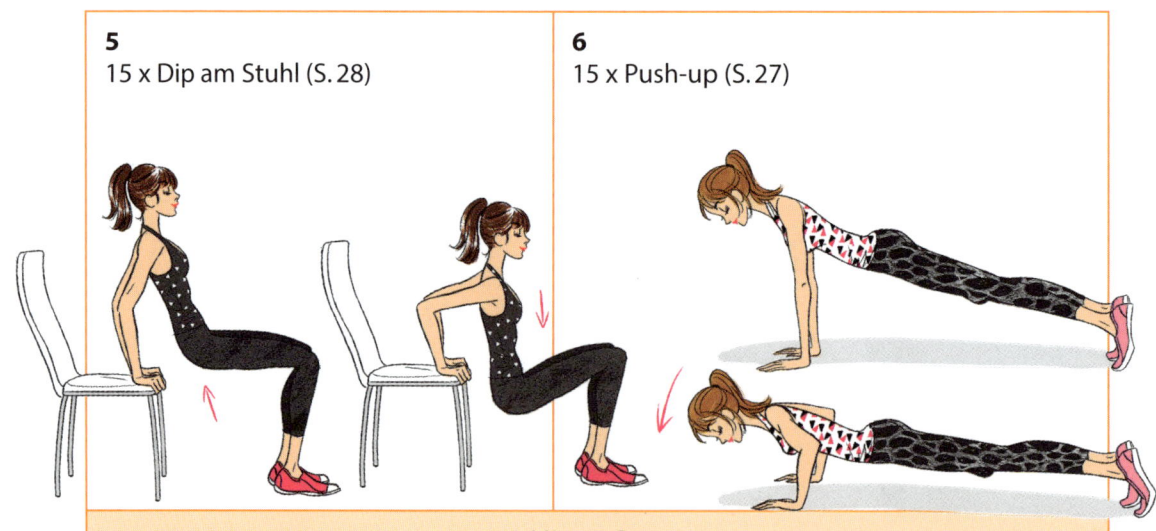

1 Minute Pause

7
10x Bauchmuskeltraining auf dem Rücken mit Beinheben (S. 30)

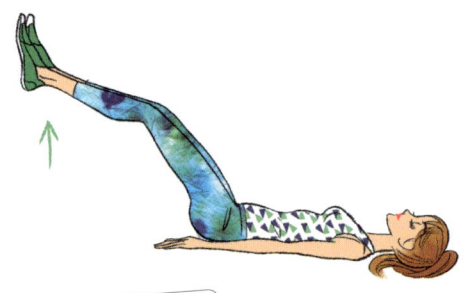

Bei dieser Übung verhindern Sie ein Hohlkreuz, indem Sie die Hände unter den Po schieben.

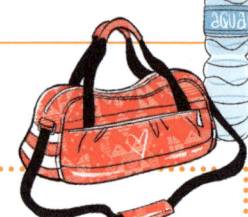

- **Anfängerinnen** wiederholen das Workout 1- bis 2-mal.
- **Trainierte Sportlerinnen** wiederholen es 3-mal.
- Ruhen Sie sich nach jedem Durchgang 2 bis 3 Minuten aus.
- Vergessen Sie zum Abschluss des Workouts das Stretching nicht.

WORKOUT 2: Oberkörper

Aufwärmübung: Wärmen Sie Ihren Oberkörper auf (S. 21).

1
60 x Ferse-Po (S. 22)

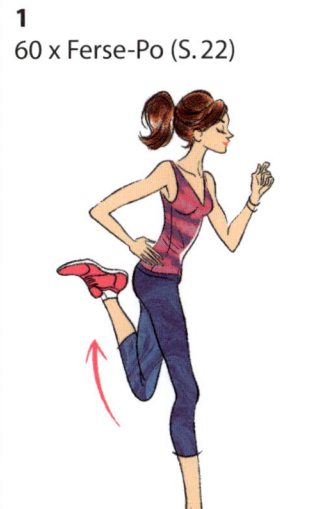

2
20 x Kurzhantel-Stirndrücken
(S. 32)

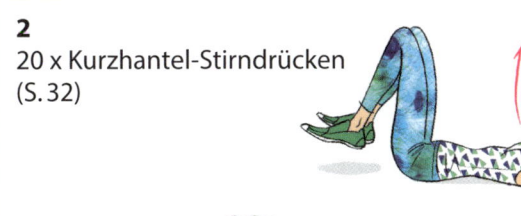

3
20 x Dip
am Stuhl
(S. 28)

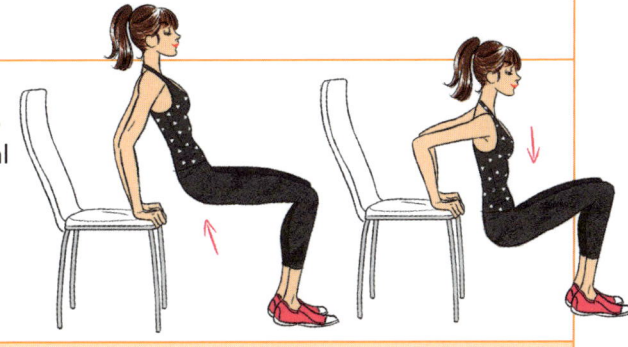

1 Minute Pause

4
60 x Mountain Climber
(S. 28)

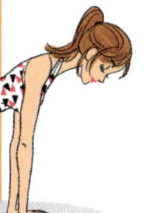

5
20 x Heben der Arme vorne
(S. 31)

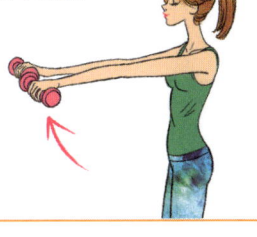

6
20 x Heben der Arme
seitlich (S. 31)

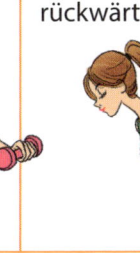

7
20 x Heben der Arme
rückwärts (S. 31)

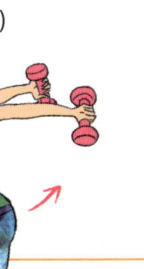

8
20 x Vogel (S. 31)

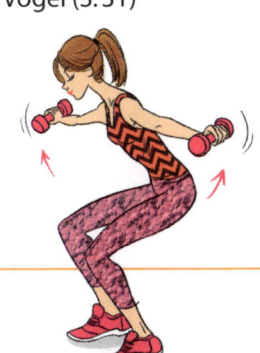

9

Seitlicher Unterarmstütz mit gestrecktem Arm und Bein (Variante S. 27); jede Seite solange wie möglich

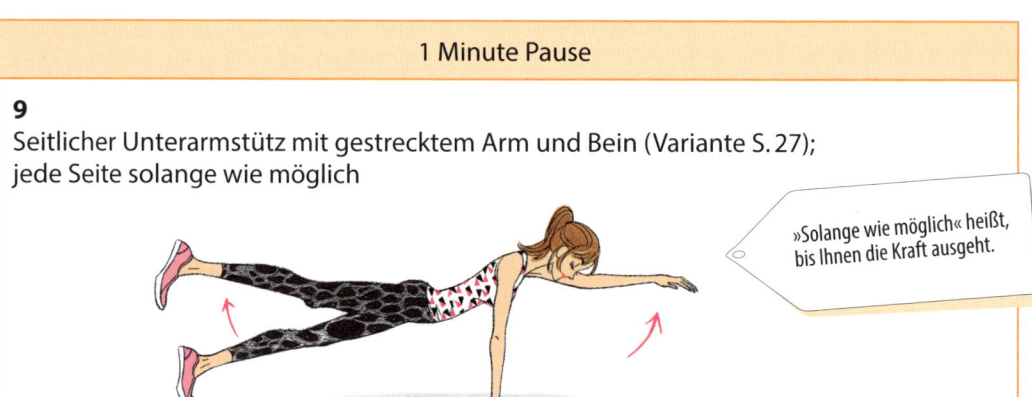

»Solange wie möglich« heißt, bis Ihnen die Kraft ausgeht.

- **Anfängerinnen** wiederholen das Workout 1- bis 2-mal.
- **Trainierte Sportlerinnen** wiederholen es 3-mal.
- **Passen Sie das Gewicht der Hanteln** Ihrem Leistungsniveau **an.**
- Ruhen Sie sich nach jedem Durchgang 2 bis 3 Minuten aus.
- Denken Sie zum Abschluss des Workouts wieder an das Stretching.

WORKOUT 3: kompletter Körper

1
40 x Jump-Squat
(S. 24)

2
40 x Ausfallschritt alternierend (S. 25)

3
20 x Ausfallschritt alternierend
gesprungen (S. 26)

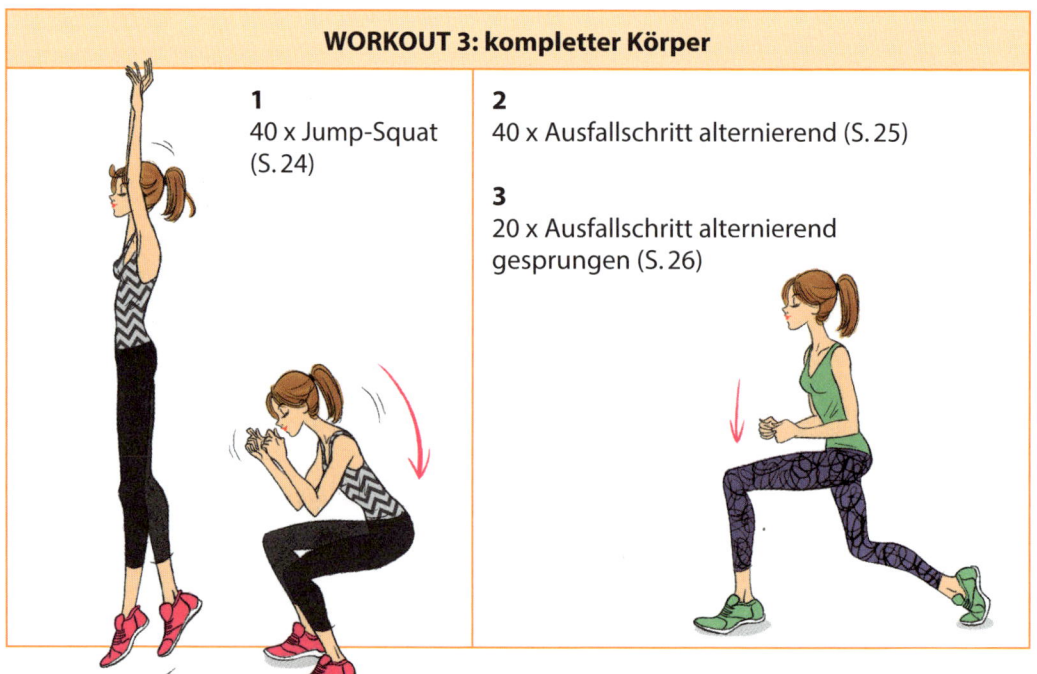

1 Minute Pause

4 20 x Commandos (S. 28)

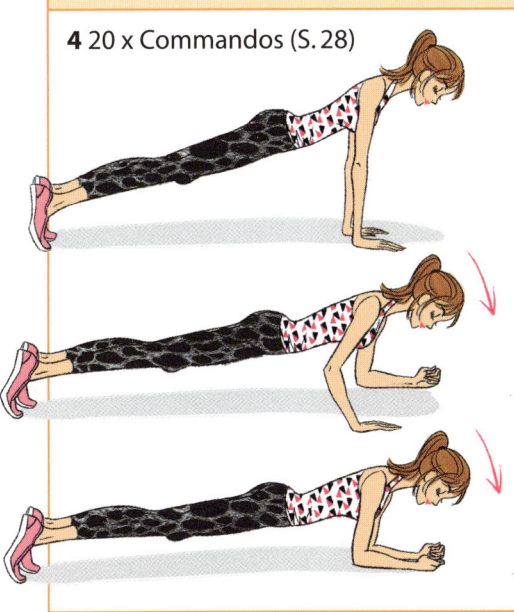

5 30 Sekunden Mountain Climber (S. 28)

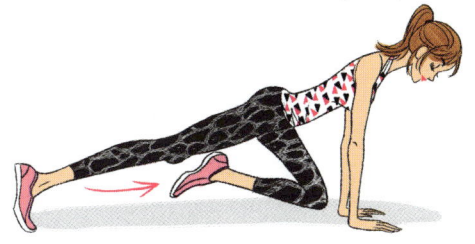

6 Spiderman (S. 27) 10 x pro Seite

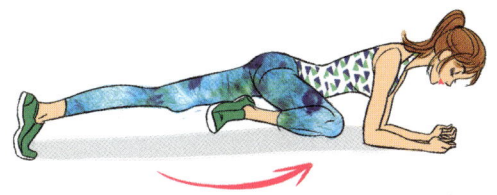

1 Minute Pause

7
1 Minute Knieheben
(S. 22)

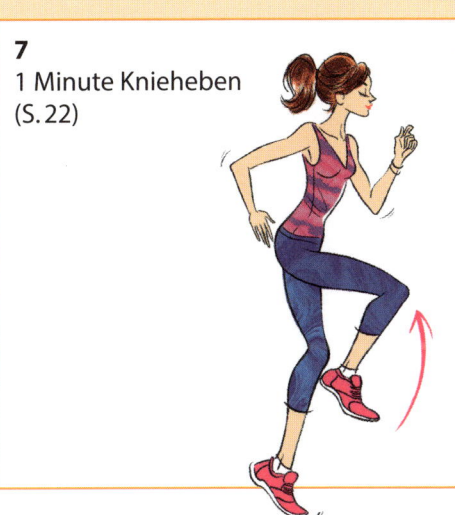

- **Anfängerinnen** wiederholen das Workout 1- bis 2-mal.
- **Trainierte Sportlerinnen** wiederholen es 3-mal.
- Ruhen Sie sich nach jedem Durchgang 2 bis 3 Minuten aus.
- Denken Sie zum Abschluss des Workouts an das Stretching.

Sie haben die Beach-Body-Challenge geschafft! Willkommen bei den Fit-Girls und herzlichen Glückwunsch zu Ihrem neuen Lebensstil! Sie können dieses Programm jeder Zeit wiederholen oder sich von den vorgeschlagenen Übungen zu eigenen Workouts inspirieren lassen.

Ich ziehe Bilanz!

Bravo, Sie haben die Beach-Body-Challenge abgeschlossen und meine Ratschläge für eine ausgewogene Ernährung umgesetzt: Fertigprodukte und Zucker weitgehend von Ihrem Speiseplan gestrichen und stattdessen auf eine an Ballaststoffen, Vitaminen und Mineralien reiche Ernährung umgestellt. Wahrscheinlich sitzen Ihre Klamotten inzwischen sehr viel lockerer, Ihre Haut ist straffer und Ihre Kurven können sich dank des Fitnessprogramms wirklich sehen lassen. Selbst die Orangenhaut verschwindet nach und nach. Heißt das, Sie sind bereit für den Strand?
Es ist Zeit, Bilanz zu ziehen und noch einmal Maß zu nehmen.

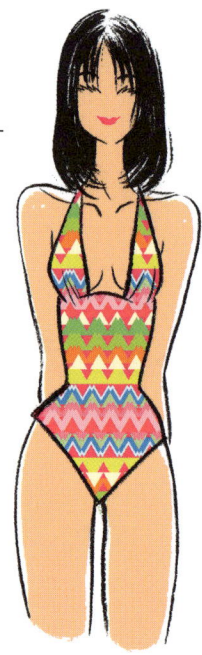

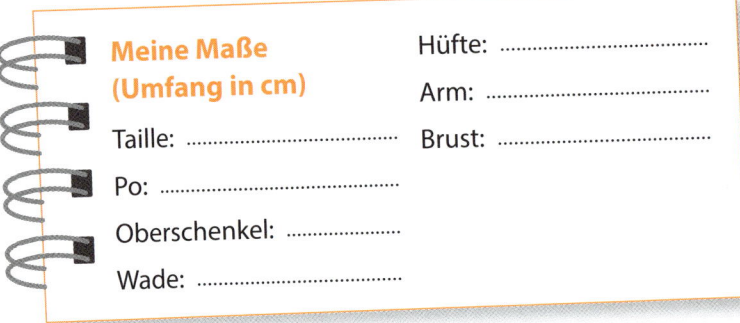

**Meine Maße
(Umfang in cm)**

Taille: ....

Po: ....

Oberschenkel: ....

Wade: ....

Hüfte: ....

Arm: ....

Brust: ....

Fotos nachher

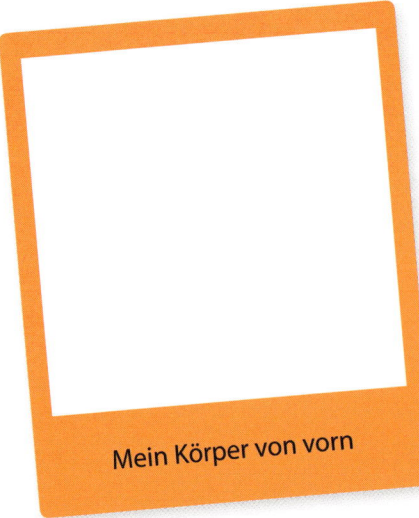

Mein Körper von vorn

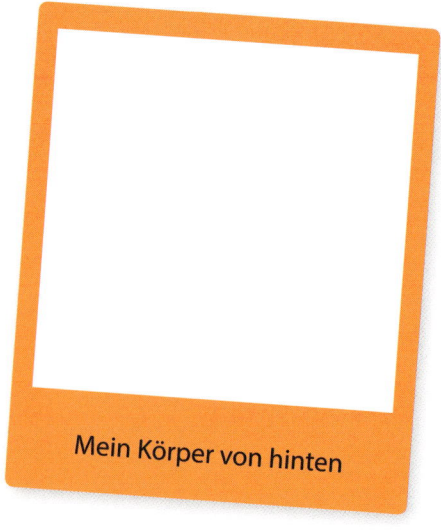

Mein Körper von hinten

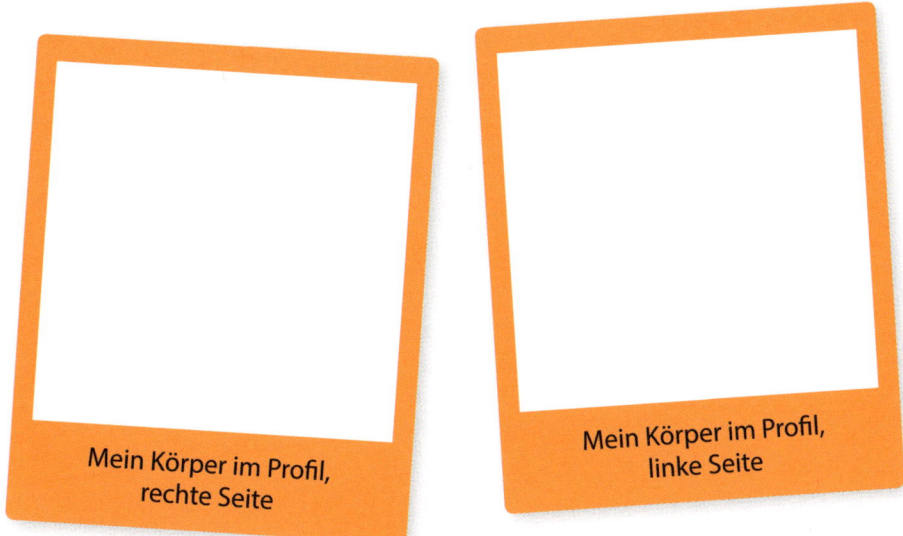

Mein Körper im Profil, rechte Seite

Mein Körper im Profil, linke Seite

Mein Ergebnis

Gewicht: ....

Ich habe .... Kilo abgenommen.

Kleidergröße: ....

Ich habe .... Kleidergröße(n) weniger.

Meine Ernährung
☐ ist ausgewogen.
☐ enthält noch immer ein wenig zu viel Fett und Zucker.

Was sich an meiner Ernährung verändert hat:

....

....

Woran ich noch arbeiten muss (Ernährung / Sport):

....

....

Meine neuen Pluspunkte (Körperpartien, die ich verbessert habe):

....

....

Was sich in meinem Leben verändert hat:

....

....

Ich bin mit meinem neuen Lebensstil zufrieden.
☐ Ja   ☐ Nein

Meine neuen Ziele:

....

....

Weil Stoffwechsel und Körperbau bei jeder Frau verschieden sind, machen wir alle unterschiedlich schnell Fortschritte. Kein Grund also den Kopf hängen zu lassen, falls Ihre Freundin ein paar Zentimeter mehr verloren hat. Das hier ist erst der Anfang Ihres neuen, schlankeren und gesünderen Lebens. Sie wissen jetzt, wie es geht, und möchten das leichte, unbeschwerte Gefühl sicher behalten!

Anhang

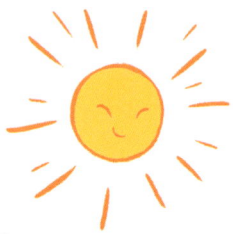

Nützliche Adressen

Zur Motivation

Hier finden Sie mich, wenn Sie Anregungen brauchen (in französischer Sprache):
- Auf YouTube unter Sissy MUA
- Auf meiner Website
  www.bikiniavecsissy.com

Folgen Sie mir in den sozialen Netzwerken:
- Auf Facebook unter Sissy Mua
- In meiner Facebookgruppe zur Motivation und gegenseitigen Unterstützung: Entraide fitness & diet #bikiniavecsissy
- Auf Instagram @sissymua, snapchat @sissymua und Twitter @sissymua

Ernährungstipps

Produkte mit niedrigem GI wie Buchweizen, Einkorn, Vollkornbasmatireis, aber auch Kokosblütenzucker oder Agavensirup, finden Sie in jedem Bioladen.
Sollten Sie keinen solchen Laden in Ihrer Nähe haben, können Sie sich diese Produkte auch bequem über das Internet bestellen und direkt nach Hause liefern lassen.
Besuchen Sie auch die offizielle Homepage der auf einem niedrigen GI basierenden Montignac-Methode. Sie finden dort den glykämischen Index sämtlicher Lebensmittel sowie eine breite Palette an Produkten mit niedrigem GI zum Bestellen: www.montignac.de.

Außerdem finden Sie im Internet Adressen der Lieferanten von Öko- bzw. Biokisten, die Ihnen frische regionale Produkte von Bioerzeugern in Ihrer Nähe nach Hause bringen.

Bücher, die Sie interessieren könnten

Brown I. Benjamin: *Der reizende Darm. Ihr individueller 5-Schritte-Plan zur gesunden Verdauung*, Scorpio 2017

Cavelius, Anna: *Intervallfasten. Mit stundenweisen Essenspausen nachhaltig schlank*, Scorpio 2017

Hay, Louise, Dane, Heather: *Meine Powersuppen. Schön & gesund mit magischen Kraftbrühen*, LEO 2017

Kaibeck, Julien: *Le Bien-être au naturel*, Solar 2016

Mouroum, Marie, Kurth, Valerie: *Slim Kick: Kampfsporttraining, das richtig reinhaut*, Gräfe und Unzer 2016

Schäfer, Stefanie Carla: *Selbstliebe macht stark: So schließen Sie Freundschaft mit sich selbst*, Scorpio 2016

Schütze, Tina: *Fitness-Minis: 90 Workouts für jeden Tag und überall*, Gräfe und Unzer 2016

Schütze, Tina: *Werde die Frau deines Lebens: Gelassen, selbstbewusst, glücklich*, Fischer TB 2016

Vasey, Christopher: *Mein Wohlfühl-Coach: Detox! Neue Energie durch Entgiften: das Kurzprogramm*, Trinity 2016

Über die Autorin
Sissy Mua ist Frankreichs Fitness-Ikone Nummer eins. Die Bloggerin und YouTuberin hat allein auf Instagram jeden Tag 1 Million Follower. Als Fitness- und Ernährungsexpertin löste sie einen neuen Fitnesstrend in Frankreich aus — eine Autodidaktin, die sich mit eisernem Willen einen gesunden, sexy Körper erarbeitete und uns vermitteln möchte, dass nichts unmöglich ist und jeder erreichen kann, was ihr gelang. Für Sissy ist Fitness eine Lebensweise, mit der jede Frau erfolgreich Körper und Geist formen kann.

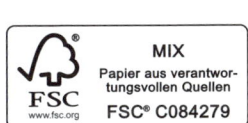

MIX
Papier aus verantwortungsvollen Quellen
FSC® C084279
FSC
www.fsc.org

Die Originalausgabe ist erstmals 2017 bei Éditions Solar, Paris, erschienen.
Titel der französischen Originalausgabe: Mon cahier Beach Body
© 2017 Éditions Solar, Paris
© der deutschen Ausgabe: 2018 LEO Verlag in der Scorpio Verlag GmbH & Co. KG, München
Umschlaggestaltung: Veronika Preisler, München,
unter Verwendung des Originalmotivs von Isabelle Maroger
Satz: Nadine Clemens, München
Druck und Bindung: Print Consult, München
ISBN 978–3-95 736–101-1
Alle Rechte vorbehalten

Mehr über unsere Bücher
www.leoverlag.de
www.scorpio-verlag.de

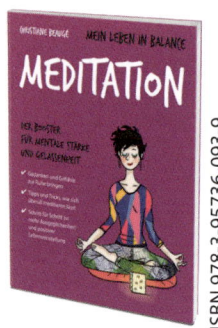
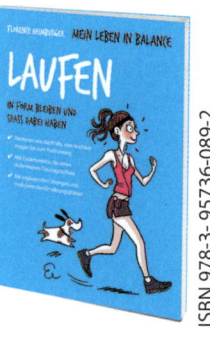
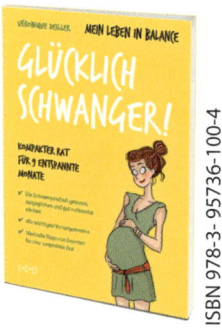
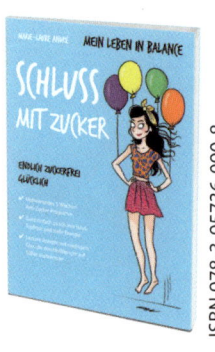
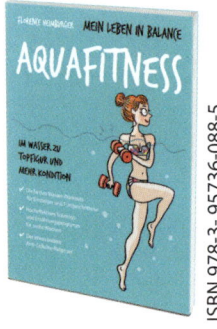
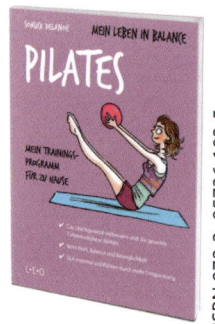
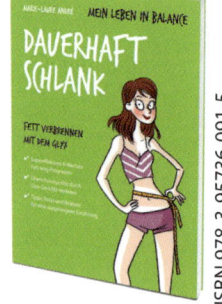
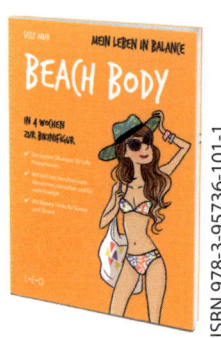
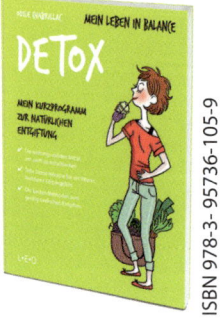
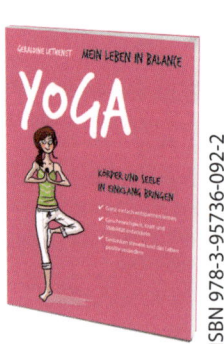
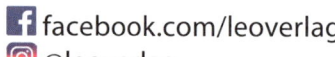
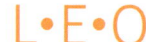